Practical Techniques of Carotid Endarterectomy

颈动脉内膜剥脱术

实用技术详解

主编 钱 海

中国科学技术出版社
·北京·

图书在版编目（CIP）数据

颈动脉内膜剥脱术实用技术详解 / 钱海主编 . — 北京 : 中国科学技术出版社 , 2020.9
IISBN 978-7-5046-8740-1

Ⅰ . ①颈… Ⅱ . ①钱… Ⅲ . ①颈动脉疾病—内膜—分离术 Ⅳ . ① R653

中国版本图书馆 CIP 数据核字 (2020) 第 136321 号

策划编辑	焦健姿　王久红
责任编辑	黄维佳
装帧设计	佳木水轩
责任印制	李晓霖

出　　版	中国科学技术出版社
发　　行	中国科学技术出版社有限公司发行部
地　　址	北京市海淀区中关村南大街 16 号
邮　　编	100081
发行电话	010-62173865
传　　真	010-62179148
网　　址	http : //www.cspbooks.com.cn

开　　本	889mm×1194mm 1/16
字　　数	151 千字
印　　张	7
版　　次	2020 年 9 月第 1 版
印　　次	2020 年 9 月第 1 次印刷
印　　刷	天津翔远印刷有限公司
书　　号	ISBN 978-7-5046-8740-1 / R·2590
定　　价	80.00 元

Abstract
内容提要

　　颈动脉内膜剥脱术于 1953 年由血管外科 DeBakey 教授首次应用于患者，至今已有 60 余年。因其可有效治疗颈动脉狭窄，降低患者罹患脑卒中的风险，已成为神经外科及血管外科的重要常规手术。本书以病例讨论为主线，通过每例患者的具体情况分析，逐步揭示颈动脉内膜剥脱术的适应证、手术原则及技术要点，从临床实际出发，针对病例进行具体讨论，同时融合了其他专家的观点，相信对初学者有所裨益。本书内容实用、图文互参，既可作为初学者借鉴参考之用，也可供技术熟练者实践时灵活发挥。

Preface
自　序

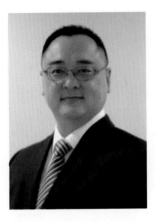

　　颈动脉狭窄造成的缺血性脑卒中已成为当今社会的高发疾病。颈动脉内膜剥脱术（carotid endarterectomy，CEA）可有效治疗颈动脉狭窄，降低患者罹患脑卒中的风险，已成为神经外科及血管外科的重要常规手术。CEA 的手术技术虽然不是很难，但仍有一些非常重要的关键点。对于初学者而言，虽然已了解手术的操作步骤，但实际操作中仍有些迷惑。究其原因，是初学者对手术步骤的细节化指令不够明确，同时对很多概念还处于模糊状态。比如，摆放患者体位时，头部旋转多少度、肩部垫高多少度；切开血管壁时，血管应该切多长、切开线应该位于血管壁的内侧还是外侧；缝合血管壁时，进针的针距及缘距是多少……诸如此类的细节问题。当所有这些问题都很清晰时，开展手术就可以如同有导航系统指导一样顺利进行了。

　　自 2001 年，笔者开始跟随石祥恩教授学习，20 年来，石教授给我最深的印象就是严谨踏实，对待工作一丝不苟，以及对我们年轻人的严格要求。本书记录了作者作为初学者，在学习过程中遇到的问题和解决方法，以及笔者在举办多期全国颈动脉内膜剥脱术学习班过程中，众多学员作为初学者提出的典型问题和解答。本书内容实用、相对浅显，对于目前某些有争议的问题未做深入探讨。希望通过对笔者亲身经历的问题进行剖析，展示 CEA 手术的重要原则及技术要点。初学者应时刻遵循手术的重要原则，不可随心所欲，正所谓"没有规矩，不成方圆"。初学者在遇到问题时，可将此书作为参考。待技术操作熟练后，则可以灵活变通，有所发挥，进而在技术上各有千秋，达到"体无定用，惟变是用；用无定体，惟化是体"的最高境界。

　　欢迎广大读者积极分享，不吝赐教。

钱海

于美国洛杉矶

Foreword
前 言

颈动脉内膜剥脱术也称颈动脉内膜切除术，由血管外科 DeBakey 教授（DeBakey 无创镊子和 DeBakey 无创阻断钳的发明者）于 1953 年开始应用于患者，至今已有 60 余年。自 20 世纪 90 年代几项大规模的随机对照临床试验结果公布之后，国外应用 CEA 极为普遍，而在我国 CEA 开展则较晚。迄今为止，尚不能说 CEA 在神经内外科医师中达到普及，更不要说全体医师及广大患者群体。本书的主线为病例讨论，即通过每一例患者的具体情况分析，逐步揭示 CEA 的适应证、手术原则及技术要点。如果问题只停留在理论层面，而不在临床病例的具体实践中加以验证，则医师对其的认识永远是含糊不清的。因此，书中对每一个具体问题都进行了深入讨论。没有实践经验的空谈在仅仅做过少量临床手术的医师面前都是毫无意义的。但是，每个医师都有自己的经验和技巧。如果大家都能提出来讨论，总结出最优化的方案，一定可以最大限度地提高手术效果，降低手术风险。

应很多医师的要求，本书在简述 CEA 知识的基础上，将 CEA 的相关临床问题提出来讨论。这是我个人在临床工作中遇到的一些问题，我相信很多初学者也都经历过，或正在经历类似的过程。当我们在临床上第一次遇到某些问题，可能会心怀忐忑、措手不及，也可能会激发我们的深入思考并加以解决。本书的主要目的就是希望通过分享我个人的经历，给读者提供一些参考，帮助读者在第一次遇到问题时能够从容应对，或在术后翻阅以便比照完善。我们的观点不一定是最好的，但可以给读者提供更多选择。书中的讨论完全从临床实际出发，融合了其他 CEA 专家的观点，希望能够对初学者有所裨益。在此对北医三院王涛教授、天坛医院王嵘教授及胜利油田中心医院王明鑫教授表示衷心感谢。

本书的重点集中在 CEA 的基本手术操作技术，对于某些特殊病例及 CEA 新进展，因临床上尚未形成定论，仅做了少量介绍。由于颈动脉内膜剥脱术进展迅速，加之个人能力所限，书中可能仍存在不足和疏漏之处。欢迎大家提出异议，积极讨论，本书仅作抛砖引玉之事耳。

钱 海

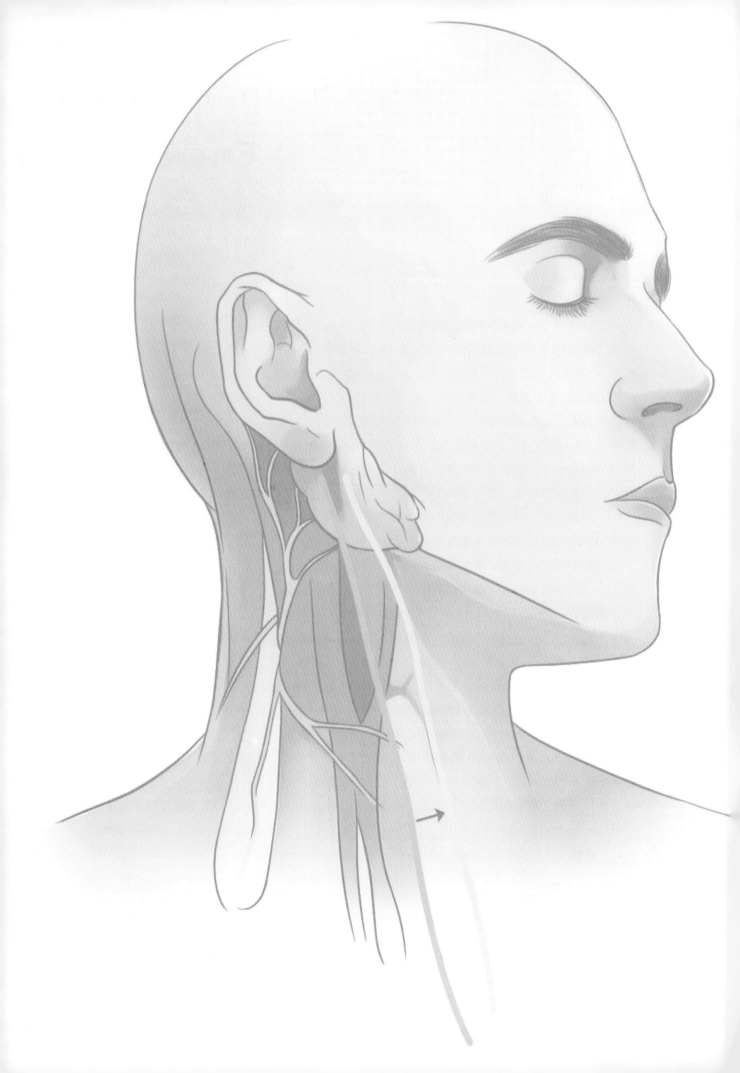

Contents
目　录

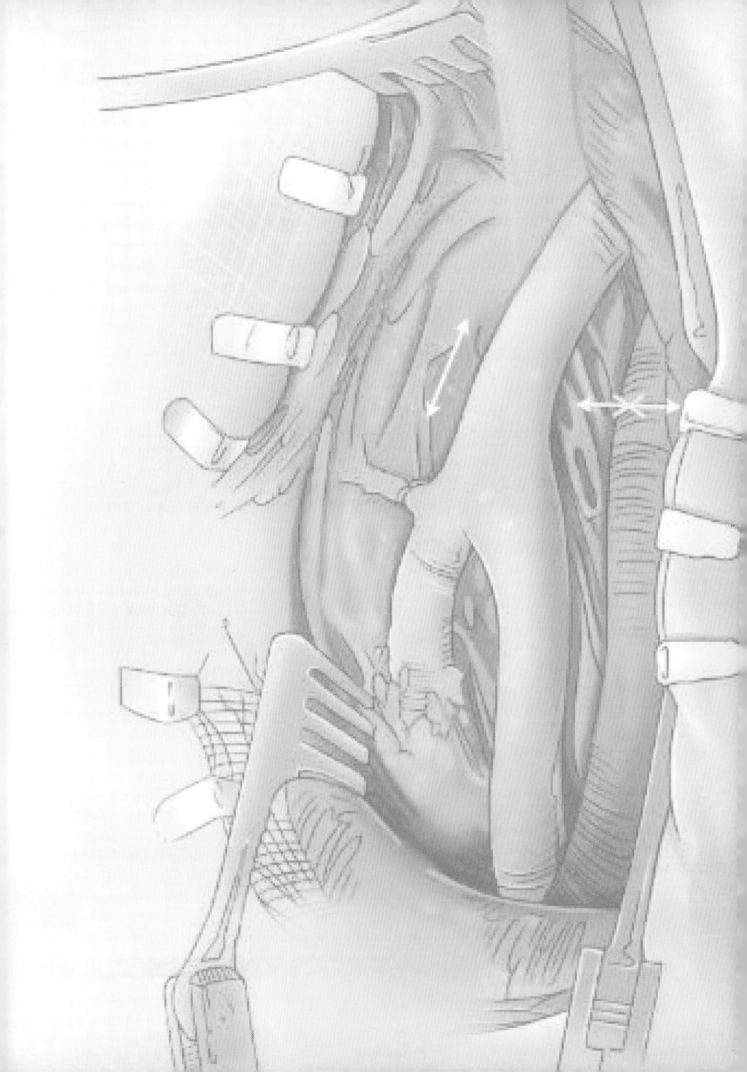

第 1 章　基础知识
Principles of CEA

一、什么是 CEA

颈动脉内膜剥脱术（carotid endarterectomy，CEA）是治疗颈动脉狭窄的一种手术。它的原理是通过切除颈动脉斑块，解除颈动脉狭窄，从而增加其远端的脑供血。

目前，脑梗死已经成为一种严重危害人类健康的疾病，而脑梗死的重要病因之一是颈动脉狭窄。换言之，当颈动脉这一最重要的总阀门严重狭窄时，其血流远端的脑血管必然缺血。

在对患者进行解释的时候，作者常将颈动脉比喻成住宅水管的总阀门，脑血管就好像其中某个房间的水龙头。总阀门严重堵塞的时候，即便把房间水龙头开到最大，也必然是水流不畅，滴滴答答。但是如果总阀门很通畅，即使房间的水龙头有一部分堵塞，水流也不会受太大影响。用此现象比拟颈动脉狭窄与脑血管血流的关系真是恰如其分。

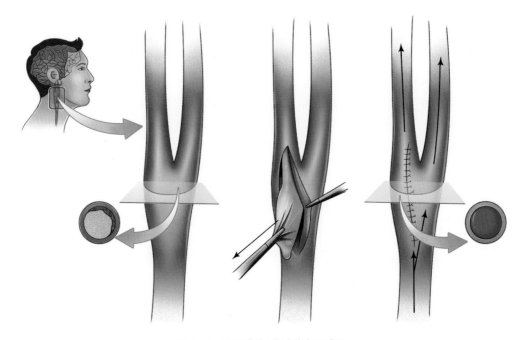

▲ 图 1-1　颈动脉内膜剥脱术示意图

图 1-1 清晰表达了颈动脉斑块切除前后的血流变化。左图显示在切除斑块之前，血管横截面可见大块黄色粥样硬化斑块堵塞管腔，血流通过狭窄的管腔流向大脑，其流量明显受限。中间的图片显示将斑块切除。右图显示在切除斑块之后，血管横截面的斑块消失，管腔畅通，血流恢复正常。

这一手术的开创者是 DeBakey M. E.，他在 1953 年进行了第一例 CEA，文章于 1975 年发表于 *JAMA*。此后的 10 余年中，此手术逐渐被大家所接受。20 世纪 90 年代《新英格兰医学杂志》（*NEJM*）、《柳叶刀》（*Lancet*）等几种影响力极大的专业杂志发表了数篇临床试验结果，证实了 CEA 预防脑缺血的有效性。这奠定了 CEA 在预防缺血性脑卒中上的重要地位，CEA 遂被现代医学公认为疗效确切的预防性手术。

目前在欧美发达国家，每年的 CEA 手术例数远超我国。北美每年的 CEA 例数约为 15 万例，而我国在 2018 年有据可查的 CEA 数量不足 5000 例。以我国的人口基数及颈动脉狭窄发病率，此数量与欧美相比差异过于巨大。这与我国开展 CEA 较晚，广大医师及患者对 CEA 认识不足有关。

近年来，随着国家对于预防缺血性脑卒中的逐步重视，CEA 的推广及科普经历了从无到有，逐步增加的过程。我们很欣喜地看到，越来越多的神经外科医师及血管科医师对 CEA 产生了浓厚兴趣，各种会议及培训也越来越多。众多的基层医院建立了卒中单元，急诊卒中中心，已经开展或准备开展 CEA。这无疑是一个非常好的现象，必将对降低缺血性脑卒中发病率，保障人民健康具有极大的促进作用。

二、狭窄程度的测量及手术指征

（一）狭窄程度的测量

颈动脉狭窄程度的测量一般来说有两种方法，分别来自于北美症状性颈动脉内膜切除术试验（NASCET）和欧洲颈动脉外科试验（ECST）。检查的最佳方法为数字减影血管造影（DSA），而在临床中，CTA 的使用越来越普及，也可以参考这种测量方法（图 1-2），图片非常易于理解，在此不再赘述。

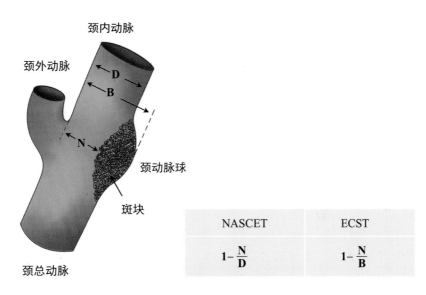

NASCET	ECST
$1-\dfrac{N}{D}$	$1-\dfrac{N}{B}$

▲ 图 1-2　狭窄程度的测量方法
引自 *Handbook of Neurosurgery, 8e*

（二）手术适应证与高危因素

1. CEA 的手术指征

按照 *Handbook of Neurosurgery, 8e* 的意见，手术指征总结如下（表 1-1）。

表 1-1　颈动脉内膜剥脱术（CEA）研究结果概述 [a]（修改版）

狭窄程度	相关研究	推荐方案	风险降低 [b]
症状性颈动脉狭窄			
70%～99%	NASCET	CEA	16.5%，第 2 年
> 60%	ECST	CEA	11.6%，第 3 年
50%～69%	NASCET	CEA [c]	10.1%，第 5 年
< 30%	NASCET	BMM	0.8%，第 5 年
< 40%	ECST	BMM	CEA 结果不如 BMM，第 3 年
无症状性颈动脉狭窄			
> 60%	ACST	CEA，若年龄 < 75 岁	5.4%，第 5 年
> 60%	ACAS，ACST [d]	CEA [d]	6.3%，第 5 年
> 50%	VACS	±CEA [e]	
< 90%	CASANOVA	BMM [e]	

a. NASCET= 北美症状性颈动脉剥脱术试验；ECST= 欧洲颈动脉外科试验；CASANOVA= 无症状颈动脉狭窄手术与阿司匹林比较试验；ACAS= 无症状颈动脉粥样硬化研究；ACST= 无症状颈动脉外科试验（编者注：原版英文有误，应为 Asymptomatic Carotid Surgery Trial）；VACS= 退伍军人管理局协作研究；CEA= 颈动脉内膜剥脱术；BMM= 最佳药物治疗；b. CEA 与 BMM 相比较，对任何原因引起的所有非致死性卒中和死亡的风险降低作用（例如，在第 2 年绝对风险下降 16.5%，意味着在 2 年期间，每 100 例接受治疗的患者中，可以预防 16.5 个非致死性卒中和死亡）；c. 手术可中度获益（要求低的并发症发生率）；d. 患者的整体健康情况较严重；e. 结果模棱两可（引自 *Handbook of Neurosurgery, 8e*）

对于不同狭窄程度，结合是否有临床症状，不同的实验组（NASCET/ECST/ACST/VACS/CASANOVA）虽然在手术指征上略有差异，但是基本上一致。大体上说，对于超过 50% 的狭窄，CEA 是可以作为治疗手段的。表中详细列举了实验组名称，狭窄程度以及结果。例如有症状的颈动脉狭窄，狭窄程度是 70%～99%，NASCET 的结论是推荐 CEA 治疗，其效果为每 100 个接受 CEA 治疗的患者中，2 年内可以预防 16.5 个非致死性卒中或者死亡的情况。而如果狭窄程度是 50%～69%，NASCET 仍然推荐 CEA 治疗，患者通过接受手术可以中等程度获益，但是要求术者有较低的并发症发生率。其效果为每 100 个接受 CEA 治疗的患者中，5 年内可以预防 10.1 个非致死性卒中或者死亡的情况。再如，对于无症状的颈动脉狭窄，如果狭窄程度大于 60%，患者年龄小于 75 岁，ACST 推荐 CEA，其效果为每 100 个接受 CEA 治疗的患者中，5 年内可以预防 5.4 个非致死性卒中或者死亡的情况。而对于无症状的颈动脉狭窄，如果狭窄程度大于 50%，VACS 虽然也推荐 CEA，但是其对于降低脑卒中的效果模棱两可。

请注意临床实践中没有绝对的事情，手术指征也是如此。在某些特殊患者，手术指征可能需要灵活掌握。例如，对于频繁 TIA 发作的患者，斑块伴有溃疡形成，即便狭窄程度没有达到 50%，也应考虑手术治疗。某些特殊的颈动脉闭塞的患者（狭窄程度 100%）也是可以接受 CEA 手术的。必须指出个体化原则对于任何手术患者都是非常重要的。

2. CEA 的高危因素

按照 *Handbook of Neurosurgery, 8e* 的意见，高危因素总结如下。

目前，对于因接受 CEA 而发生手术并发症的高危患者特征不甚清楚。这是由于在各个不同的实验组中，都人为地设定了排除标准，实验组织者把那些被认为"可能的"高危患者排除在实验以外。因此，实验无法得出有关高危因素的客观结论。

NASCET 和 ACAS 的排除标准为年龄大于 80 岁，既往接受过同侧 CEA，4 个月内接受过对侧 CEA，有颈部放疗史，串联病灶大于目标病灶，有其他可能引起症状的基础疾病（房颤、既往永久性的大梗死灶、心脏瓣膜病），重要器官衰竭，未控制的高血压及糖尿病，以及明显的冠状动脉疾病。另有一些实验组把 CEA 术后再狭窄，对侧颈动脉闭塞，对侧喉神经麻痹，气管切开，脊柱活动障碍和需要做肾透析也作为高危因素。

在作者个人的经验中，冠心病是必须要特别注意的基础疾病。建议如果患者 3 个月内有心绞痛发作史，或者半年内有心肌梗死病史，应特别警惕，不要过于积极手术。术后心肌梗死导致患者死亡造成的不利影响远远超过术后严重脑卒中。

另外，有些情况对于初学者来说不太适合，例如上面提到的手术同侧既往接受过 CEA（CEA 术后再狭窄），有颈部放疗史的颈动脉狭窄，既往接受过颈动脉支架（支架后再狭窄）等。手术同侧颈外动脉闭塞也会增加手术风险。

值得注意的是，对于 CEA，*Handbook of Neurosurgery, 8e* 没有使用"手术禁忌证"这个词汇，而是用"手术高危因素"来描述。这是有背景实验作为依据的，这种谨慎的精神值得我们学习。

三、CEA 的相关显微解剖

CEA 的手术区域位于颈前区外侧部。这一区域有众多的肌肉及筋膜组织，以及腺体及淋巴结。概括地说，这一区域的软组织较多，而且没有明显的软组织间裂，需要一层一层地细致解剖。由于颅内仅有颅神经、脑组织和脑血管，且各手术入路通常使用脑组织天然间裂，颈部拥挤的软组织给习惯于做颅内手术的神经外科医师带来了一点点麻烦。

显微解剖是现代神经外科的基础，将 Rhoton Jr. 开创的显微神经解剖技术应用于颈部解剖，可以使我们获得对手术区域的深刻认识。这种认识不仅来源于细致地解剖操作，也来源于时间的积累。在对某一特定区域进行长期的细致观察和操作后，我们自然会对相关解剖了然于心。短时间的观察是很难达到这种程度的。

作者提倡神经外科医师，尤其是年轻的神经外科医师，积极进行相对长时间的显微神经外科解剖训练。且这种专业训练的单次持续时间最好在 1 个月以上，方法以显微镜下的解剖操作和拍照为主。这样，就可以按照手术入路进行系统化的显微解剖训练，使得年轻医师在以下诸多方面获益：①在头脑里建立起立体的解剖概念。这在临床手术中是很难达到的，显微手术的无创原则在很大程度上限制了年轻医师对于手术区域周围结构的认识。然而，显微解剖研究允许破坏，这就打破了手术区域的限制，让年轻医师认识到为什么要保护某些结构，打破某些屏障后损伤的是什么，从而更透彻地理解无创手术的意义。②培养显微镜下操作心手合一的感觉。这对于还没有机会在临床手术中长时间使用显微镜的年轻医师而言又是一个非常好的锻炼方式。在石祥恩教授举办的 50 期显微培训班上，有许多年轻医师在经历了 1 个月的高强度显微镜操作后，可以轻松吻合 1mm 的血管。③锻炼自己的耐心。在显微解剖过程中，会遇到各种问题，这也令年轻医师增强耐心，想方设法去解决，而不是轻言放弃。这对于年轻医师日后的临床手术无疑有很大的益处。④掌握医学摄影技巧。这可以说是显微解剖训练的副产品，精美的医学摄影照片在学术交流方面也是很大的亮点。

本书的解剖照片和术中照片除特殊注明以外，均来自于作者自己的显微解剖训练标本和手术操作。解剖照片有很多是 2004—2005 年作者在做博士研究生期间拍摄的。当时作者和几个同事在石祥恩教授的指导下，每天就在实验室里做解剖到深夜。时间久了，也就由刚开始独居解剖楼的毛骨悚然变得自然放松。尽管时隔多年，作者仍然可以很轻易地回忆起当时的场景。每一幅拍摄的照片，就是一份工作的记录，也是一份学习的回忆。同时，也非常感谢石祥恩教授的指点，以及当时一起做解剖的同事们的帮助。大家分工合作，一起琢磨讨论，一起学习分享。虽然大家已经分别多年，但是每次见面总感觉非常亲切。

四、手术适应证的简化判断原则

颈动脉狭窄的手术适应证已经在世界范围内达成共识，如上文第 2 节所述。但是以上文表格作为手术适应证的缺点在于：实验组较多，不同实验组之间有重叠及矛盾之处，设定条件过于复杂，不易记忆。为求简明，便于临床使用，作者提出 3 个数值：50、70、100。作者认为，狭窄程度在 50% 以上可以手术，70% 以上必须手术，100%（闭塞）则不能手术。

虽然不同的大宗病例随机对照研究结论不同，但是我们在临床上采取的原则需要有自己的观点，且易于被患者接受。对于某些症状明显，治疗意愿积极的患者，只要症状侧别吻合，50% 的狭窄程度已经完全可以进行手术。同时，即便症状不明显，如果狭窄程度超过 70%，排除了手术高危因素，则必须尽快手术，否则在未来几年内出现梗死的概率明显增加。临床上可以见到有些患者，颈动脉狭窄程度已经为 99%，即将闭塞。医师建议手术，但是患者因各种原因选择保守治疗。几个月后医师随访时，患者已经出现了严重的大面积脑梗死，医师和患者家属都深感惋惜。如果当时患者听从了医师的建议，则很可能避免了严重的脑卒中。

狭窄 100% 即血管闭塞。对于颈动脉闭塞的病例，目前是国际公认的非手术指征，原则上不宜进行 CEA。当然，特殊情况是存在的，具体请参考第 3 章相关内容。

五、MR 表现与手术时机

对于出现缺血症状的患者，临床上需要检查 MR。常规要求 MR 平扫 T_1、T_2 和 DWI 序列。如果患者 MR 无异常或者为陈旧性脑梗死，则无须等待，可以尽早手术。如果患者 DWI 序列有高信号，考虑为存在急性或亚急性的脑梗死，则需要进行具体病例分析。一般来说，超早期或是急诊（梗死 0～7 天）的 CEA 被认为风险高，而 7 天以后基本被认为是比较安全的。但是，从临床应用来讲，神经外科医师必须尽可能控制手术风险，因此作者建议如果患者一般情况良好，没有严重神经功能障碍，可以在梗死 10 天以后手术。如果患者为大面积脑梗死、昏迷或有严重神经功能障碍，则不建议手术。可参考第 3 章病例 2。

六、CTA、DSA 和超声多普勒检查

术前 DSA 被认为是诊断颈动脉狭窄的金标准。然而，临床上常遇到有些患者由于某些原因不能接受 DSA 检查，或是患者因担心风险而不愿接受有创 DSA 检查的情况。对于此类患者，如果仅有 CTA，也是可以进行 CEA 的（需要头部及颈部一起做 CTA，而不仅仅是颈部）。CTA 对于术者提供的基于骨性标记的定位信息非常明确，其重建后三维图像的直观程度甚至优于 DSA。也就是说，DSA 不是 CEA 的必要条件。但是，DSA 与 CTA 相比，还是有独到优势的。

（一）优势一

可能发现颅内其他病变，尤其是较小的血管病变如动脉瘤、烟雾状血管等，DSA 较 CTA 诊断更清晰、更明确。可参考第 3 章病例 3。

（二）优势二

DSA 检查的第二个优势在于可以充分观察血流代偿情况，评估手术风险。如果可能，术者应阅读 DSA 动态视频，而不是只看打印出来的片子，动态视频可以提供更全面的血管形态及代偿信息。颈内动脉、颈外动脉、椎动脉的选择性造影可以对颅内血流代偿情况做出全面而综合的评估，这是 CTA 无法达到的独特优势。可参考下文第 3 章病例 4。

当然，作为门诊筛查的重要手段，超声多普勒检查也可以发现颈动脉狭窄，并初步判断斑块位置及狭窄程度。但是，由于其无法提供直观的骨性标记协助定位，且对于狭窄程度判断的误差较大，一般不以超声检查作为单一的手术依据。

七、双侧颈动脉狭窄

如同医学上所有的问题一样，对于双侧颈动脉狭窄的患者，究竟应该采用哪种治疗方式，先做

哪一侧，目前没有绝对的原则可以遵守，以下讨论的是一般原则。在临床应用上，由于患者病情不尽一致，一定要充分考虑到患者个体情况，即遵循个体化原则，而不能生搬硬套。

总的来讲，双侧颈动脉狭窄常见的有如下几种情况。

(1) 双侧轻度狭窄，保守治疗即可。

(2) 一侧轻度 – 中度狭窄，一侧重度狭窄，先处理狭窄程度重的一侧，对侧根据情况保守治疗或者 Ⅱ 期手术。

(3) 双侧中度 – 重度狭窄，程度接近。根据患者症状、体征、MR 检查结果、CTP 及 PET–CT 综合判断，哪一侧更加严重，先处理哪一侧。对侧 Ⅱ 期手术处理。

(4) 一侧重度狭窄，一侧闭塞。处理狭窄侧，闭塞侧不作处理。

以上 4 种情况中，以第 3 种情况最为复杂。有时双侧重度狭窄，但是症状体征与狭窄轻重、MR、CTP 或 PET–CT 结果不吻合。这几个因素之间可能有些一致，有些矛盾，这就需要结合患者的实际情况加以甄别，个体化处理。

例如某男性 50 岁患者左侧颈动脉狭窄 70%，右侧颈动脉狭窄 80%，症状为近 1 个月右侧肢体反复发作性乏力，磁共振左侧半球无梗死，但右侧半球有散在梗死，CTP 检查右侧半球多观察点灌注明显低于左侧。简单归纳，这例患者症状为左侧半球缺血所致，考虑行左侧 CEA；但是客观检查右侧半球相关阳性指标更多，又考虑行右侧 CEA。作者的判断原则是，当不同因素之间在侧别上存在矛盾时，以患者本次发病最直接相关的因素为主。故对上述患者应先行左侧 CEA。可参考第 3 章病例 5。

另外，如果双侧都是重度狭窄（比如左侧 90%、右侧 99%），但一侧即将闭塞（右侧狭窄 99% 即将闭塞），应重点考虑先行即将闭塞这一侧 CEA。

如果患者需要接受双侧 CEA，建议时间间隔以 6 周以上为宜。当然这个时间是经验性的，且应该结合患者情况个体化调整。间隔时间过短（如 1～2 周）可能发生非常严重的后果。例如双侧重度狭窄，但颈动脉在短期内先后完全开放，可能导致恶性颅压增高，患者有生命危险。另外，如果双侧的迷走神经颈动脉体支短期内先后损伤，可能导致患者血压调节功能丧失，产生严重的血压波动而发生危险。双侧喉返神经损伤会导致声带麻痹发生危险。

虽然上述情况中，以第 3 种情况最为复杂，但是对初学者而言，第 4 种情况可能会是最令术者紧张的。让我们想象一下，如果某患者左侧颈内动脉闭塞，右侧颈内动脉狭窄 90%，那么在术中阻断右侧颈动脉以后，直到缝合血管结束释放阻断钳之前，双侧颈内动脉是没有向颅内供血的。这是否会具有很大的缺血风险？

一般来说，只要阻断时间不是很长，患者对缺血的耐受性不是很差，阻断时虽然双侧颈内动脉不向颅内供血，但患者并不会因此具有很大的缺血风险。作者面对这种情况时，也并未使用转流管。如果有条件的话，对这类患者采取体感诱发电位及脑电图监测，可以令术者更有保障。

作者在和初学者的交流中，一个经常被问到的问题是颈动脉阻断时间的上限。换言之，对一台 CEA 手术而言，阻断颈动脉最长不能超过多久。这个问题是很难回答的，因为每个患者对于脑缺血的耐受性不同，并且很难在术前将其量化从而进行术中阻断时间的预测。一旦提出某个确定的数值，例如不能超过 40min，则必然意味着在较少的病例中，呈现出在可信区间两侧的异常，即有的患者仅仅阻断了 20min 就出现了脑梗死，而另外一些患者虽然阻断了 70min，却没有任何新发梗死。

在作者的个人经验中，大多数患者阻断时间以不超过 40min 为宜。总体上讲，狭窄程度越重的患者（例如狭窄程度 99%）阻断时间越可以放宽（长）一些，而狭窄程度越轻的患者（如狭窄程度 50%）阻断时间越应该控制得严格（短）一些。在某些高危患者，例如对侧颈动脉闭塞，年龄大于 70 岁等，阻断时间也应该越短越好。

八、术中监测

CEA 需要阻断颈动脉，而这个过程是必然的缺血过程。因此，术中对于脑缺血的监测技术就显得很重要。良好的术中监测可以在发生不可逆的缺血事件之前及时提醒术者，从而可以让术者通过采取必要措施加以预防。常见的有残端压（反流压）测量、经颅超声多普勒监测、脑氧监测、电生理监测等。这些方法各有优势，也各有不足。不同的术者可能在术中监测上采用不同的方法。作者认为，在实际手术中，监测方法并非多多益善。同一个患者进行 3 种以上的方法监测，可能会使患者头部相关探测元件过多，对手术构成一定影响。同时，不同监测结果之间的差异，对于经验不足的医师进行判断反而不利，不清楚到底应该相信哪一个。作者认为，在阻断血管以后，缺血状态必然已经发生，手术医师需要明确而直接的术中监测结果。监测措施还是以简化、便于外科医师判断为原则选用。

作者更多的时候使用电生理监测。电生理监测灵敏度高，可以早期发现缺血改变。当电生理监测提示波幅下降 50% 的时候，术者应在升高患者血压的同时，力求迅速完成缝合，恢复血流通畅。这是解决缺血最根本的办法。一般情况下，在手术过程中虽有电生理监测的异常改变，但如果在手术结束前电生理参数恢复基线水平，患者大多没有新的梗死症状出现。即使在手术结束前没有恢复基线水平，多数情况下患者也没有新发梗死症状。仅在很少一部分电生理监测无恢复的患者中，可能会有术后新的梗死发生。而这类患者大多数年龄大于 70 岁。

残端压（反流压）的测量不需要特别设备，只要有多参数监护仪及有创血压监测模块即可进行，这使其非常便于在基层医院普及。一般来说只要残端压大于 25mmHg，即说明 Willis 环代偿满意，可进行常规手术。如果残端压测量小于 25mmHg，可能是 Willis 环代偿不足，也可能是由于颈动脉狭窄程度过重，压力无法测出。遇到这种情况，可以通过提升血压、加快手术速度或者使用转流管的办法将手术继续下去。在没有其他术中监测方法时，残端压可以作为最简单实用的术中监测措施。

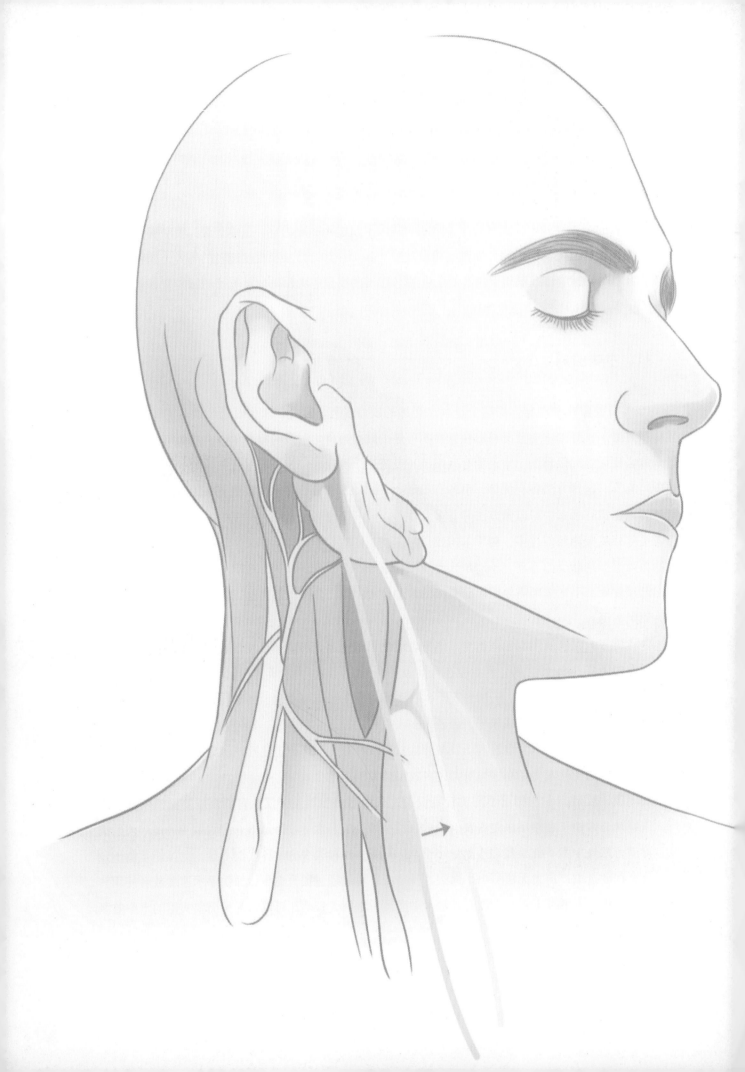

第2章　CEA 手术技术要点

Surgical Techniques of CEA

一、术前准备

对于具有手术指征的患者，术前应给予抗凝药物准备。目前对于 CEA 的抗凝药使用，各中心经验不尽相同。作者所在的神经外科中心采用的是阿司匹林单抗。对于成年患者来讲，至少应该服用阿司匹林 300mg，连续 3 天。这是最基本的用药时限。如果患者既往长期服用阿司匹林，如口服拜阿司匹林 100mg/d，超过 1 个月，则不必更改用药，继续口服 100mg 直到手术日。如果不足 1 个月，还是建议在术前 3 天开始增量至 300mg。血栓弹力图可以更加个体化地检测抗凝效果，有条件的医院可以选择性使用。

有些中心采用双抗，即口服阿司匹林 + 氯吡格雷。我们在临床上偶尔也会遇到一直口服双抗的手术患者。这类患者术野渗血较单抗患者明显严重，且不易止血，这常使得术者额外花费时间止血，降低手术效率。但是必须说明，各中心有不同的经验，我们不反对双抗的药物准备。一般来说，如果患者术前一直口服双抗，建议停服氯吡格雷一周，再行 CEA。

术前应对患者再次进行评估，检查患者的 CTA、DSA、CTP、MR 及 PET-CT 结果，对手术侧别进行确认。同时，因为动脉粥样硬化常为系统性疾病而累及心脏，对老年患者应尤为注意心电图及超声心动结果。如果患者 3 个月内有心绞痛发作史，或者半年内有心肌梗死病史，应特别警惕，不要过于积极手术。必须待麻醉科、ICU 或心脏专科医师会诊同意方可手术。可参考第 3 章病例 6。

二、体位与监测

CEA 手术的体位见图 2-1。

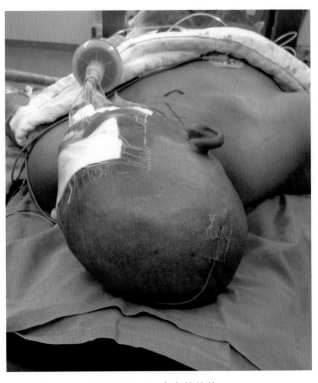

▲ 图 2-1　患者的体位

患者取仰卧位，头下枕头圈。头向手术对侧旋转 45°～60°。旋转角度不宜过大，超过 60° 的旋转对手术并无太大帮助，反而增加面神经下颌缘支及颈支、副神经和舌咽神经的牵拉损伤风险。手术侧肩下垫薄枕，可以缓解头部旋转造成的肌肉不适，同时可以加强颈部后仰拉伸的效果，使得颈动脉向浅部移行而便于操作。注意术区不要距离手术床同侧边缘过远，以免手术时术者显微镜下操作距离过长而造成困难。头皮连接体感诱发电位监测针。术前应准备好颈内动脉残端压（反流压）测量管路（与有创动脉血压监测完全一样），术中阻断 STA、ECA 及 CCA 后，立即穿刺 ICA 测压，以免临时连接管路延长阻断时间。

对于刚刚开始做 CEA 的医师，容易进入的误区是头位旋转过度。这样做貌似可以增加显露，殊不知不仅不能达到充分地暴露，反而容易增加手术难度，甚至在某些颈椎活动度低的患者可能发生致命性的颈椎脱位风险。因此，术前医师应该对患者，尤其是老年患者的颈椎活动度有所掌握，这是非常重要的。如果对此不了解，麻醉以后患者肌肉松弛，丧失保护功能，而医师暴力摆放体位可能导致严重后果。

根据作者的经验，习惯术者坐在患者手术侧颈部位置，助手站立于患者头端，如果还有第二助手，可以站在患者对侧颈部位置。患者胸腹部放置手术托盘，器械护士站立于术者对侧托盘位置，面向术者侧。麻醉科医师和麻醉机、监护仪位于术者对侧的患者足端。各种术中需要使用的仪器，如单极、双极电凝主机，负压吸引装置等等均放置于患者足端。手术显微镜放置于术者与第一助手之间，距手术床头端大约 1m 的位置（图 2-2）。

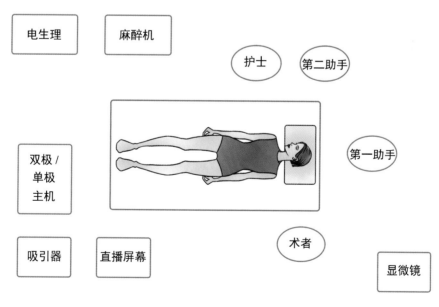

▲ 图 2-2　CEA 手术室平面图

作者所在的医学中心手术室没有从房顶下垂的吊塔装置，所有的电源均在墙壁四周较低位置。这使得术者可以根据手术需要调整麻醉机、手术显微镜和各种仪器的位置，使之尽可能远离患者头

颈部手术操作区域，而移向足端。而吊塔电源有时会限制以上各仪器的位置，使得麻醉机、单极 /
双极电凝主机、负压吸引装置和手术显微镜等均集中在术者或助手背后，各种电源线甚至将术者 /
助手围在当中，既增加了手术区域污染的风险，也令术者感到空间狭小，操作不便。

三、术中和术后的血压控制

血压对于本手术的安全性具有重大意义。如果术中术后血压监测不仔细，可能会增加手术
风险。

一般来说，我们采用患者入院后的基础血压作为参考基数。例如，患者入院时血压控制在
150/85mmHg，不管是否口服降压药物，均以此作为参考基数。在手术阻断血管后，适度升高血
压约 20mmHg，达到 170/90mmHg。如果体感诱发电位出现异常改变，则可以继续根据情况适度
提升血压。在血管缝合结束，释放阻断钳后，应将血压降至等于或略低于基础血压水平，例如
150/85mmHg 或者 140/80mmHg。在麻醉恢复期，应避免血压大幅度波动，可以适当给予镇静药物，
使血压稳步保持在等于或略低于基础血压的水平。

如果阻断血管后不提升血压，则可能因同侧颈内动脉阻断，对侧颈内动脉及后循环血管代偿不
足而增加缺血风险。如果释放阻断钳后不降低到正常血压，反而继续维持在高水平；或者患者麻醉
恢复期血压波动大，血压异常升高，则可能放大因术侧颈内动脉畅通，脑血流成倍增加的效果，导
致脑过度灌注风险上升。另外，对于某些心脏功能较差的患者，术后高血压状态会增加心脏的负
荷，从而增加心血管意外的风险。因此，仅在某些脑缺血风险较大的患者中（如术中电生理监测出
现了不可恢复的显著下降，对侧颈动脉闭塞且术中阻断时间较长等），可以根据具体情况适度维持
高血压状态。

特别需要指出的是，在麻醉诱导过程中，也要注意不能使患者血压过低。应尽可能使血压在手
术全程（除阻断血管时升高血压以外）维持在基础血压水平，以降低脑梗死发生的风险。

四、术中显露技术

本节内容是全文最关键的部分，也是手术能否顺利进行的核心。充分的显露可以降低手术难
度，将高位 ICA 狭窄斑块在某种程度上"下移"。而不充分的显露，则可能使原本位置并不高的
ICA 斑块变成位置既深又高的斑块，手术难度成倍增加。

（一）"移动的颈动脉分叉"

颈动脉分叉部是 CEA 的核心操作部位。血管的显露和阻断、切开血管壁、剥离斑块，以及缝
合血管壁均在此区域内进行。颈动脉分叉部位置的高低直接与手术难度相关。为了便于理解，在不
同情况下，颈动脉分叉部与周围结构的关系，我们可以假想其是可以沿着平行于脊柱的方向上下移

动的。在它移动的同时，周围结构保持原位置不动（图 2-3）。

图 2-3 显示了颈动脉内膜剥脱术涉及的主要结构。我们手术的位置是颈动脉分叉部。其内侧和下方没有太多的结构影响暴露。外侧主要是皮肤、软组织、胸锁乳突肌、颈内静脉和颈丛皮神经。如果患者颈部短，体型肥胖，则外侧这些结构可能会对显露造成很大的阻碍。相反，如果患者颈部长，体型纤瘦，则外侧这些结构基本不会对显露造成影响。

最影响手术显露的部分在颈动脉分叉部上方。此部位由内侧的下颌骨、上方的颞下颌关节、乳突、茎突和后方的脊柱围成一个骨性间隙，无法获得自由扩张。这是一个类似于"帐篷"的锥形骨性空间。越向上，空间越狭小。

在人群中，颈动脉分叉的高低是存在差异的。我们可以将颈动脉分叉部看作一个可以自由上下"移动"的部分（图 2-3）。如果颈动脉分叉部位于图中所示的相对较低的位置，显露就相对容易，手术操作相对简单。

下面我们假设将颈动脉分叉部沿箭头上移至下颌角水平，其他结构保持不变。可以发现由于二腹肌的遮挡，想要阻断 ICA 变得困难了。随之而来的是在 ICA 上阻断、切开、剥离斑块和缝合动脉壁等操作的难度大幅度增加。

那么我们是否只要切开二腹肌就可以获得完好的显露呢？以前曾经有某篇国内文献报道，CEA

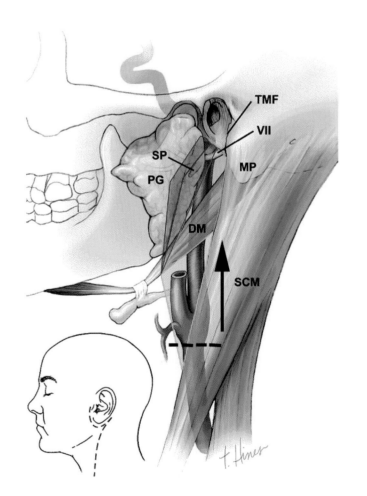

◀ 图 2-3　移动的颈动脉分叉
SCM. 胸锁乳突肌；DM. 二腹肌；PG. 腮腺；SP. 茎突；MP. 乳突；VII. 面神经干；TMF. 鼓室乳突裂 [引自 Exposure of the cervical internal carotid artery: surgical steps to the cranial base and morphometric study. Beretta F, Hemida SA, Andaluz N, Zuccarello M, Keller JT. Neurosurgery. 2006 Jul;59(1 Suppl 1): ONS25-34; discussion ONS25-34]

的手术范围可以高达 ICA 入颅处的斑块，就是采用了切断二腹肌和茎突舌骨肌、茎突咽肌的办法。我们可以设想，当切断了这 3 条肌肉之后，颈段 ICA 是否可以完整地呈现在术者面前？

这个问题的确让作者在相当长的一段时间内迷惑不解，尤其是在早期手术经验较少的阶段。如果我们仅仅从上面的示意图来看，似乎可以简单地通过切断上述肌肉得以显露颈段 ICA 全长。由于该文献报道 CEA 可以显露出颈内动脉入颅处，作者曾经对常规 CEA 手术显露 C$_1$ 部位的斑块抱有希望。但是，经过临床手术的总结和显微解剖研究，作者越来越觉得这个问题不那么容易。当然，必须声明的是，某些在作者看来"不可能"的事，在他人而言可能如同探囊取物。作者在此只是把个人体会如实记录下来，以供读者参考。如果有专家可以提供自己在常规 CEA 术中显露颈内动脉入颅处的实际经验和切实可行的方法，作者将非常感谢并一定会加以推广。

作者认为颈内动脉入颅处在常规 CEA 术中非常难以显露，临床操作难度极大。

其难度主要来自于：①下颌骨、乳突、茎突及颈椎等构成的锥形骨性结构的限制；②周围诸如腮腺、多组颅神经和肌肉等软组织的遮挡；③显微镜操作角度限制。如果以牺牲上述①和②作为显露的方法，未免代价过大。

那么，是否有一些方法可以适度增加显露范围？

国外文献中提到比较多的是下颌关节脱位法（图 2-4）。通过麻醉后下颌关节脱位 / 半脱位，增加上段 ICA 的显露。这种方法作者没有实际采用过，但是可以作为参考，遇到特殊病例时可以尝试采用。

还有文献提到，与常规的经口气管插管法相比，经鼻气管插管法可以在一定程度上增加颈内动脉的显露（图 2-5）。

作者在几例斑块上缘接近甚至超过 C$_2$ 上缘的病例中使用过经鼻气管插管。作者认为，经鼻气管插管对于 CEA 而言具有 2 个优势：①对于增加远端颈内动脉显露有效；②对于术后需要保留气管插管的患者，经鼻气管插管刺激小，患者舒适度高。这对维持患者术后血压平稳有益。

显露颈动脉入颅处在 CEA 术中是否有实用意义？

应该说，大部分颈动脉斑块的形成还是有其血流动力学基础的。由于血液的湍流，颈动脉分叉部内膜最容易受损，因而颈动脉斑块绝大多数情况下位于颈动脉分叉部。而在没有分叉的血管直行段，血流没有湍流，对于血管内膜的损伤概率远小于分叉部。因此，单纯局限在高位的单发斑块在临床上出现的可能性不大。当然，对于特殊情况单发于高位的颈动脉斑块，显露颈动脉入颅处是有意义的。

还有些一开始位于颈动脉分叉部的斑块，随着时间的延长，病情的进展，斑块会逐渐蔓延至高位 ICA。对于这种斑块，显露出上缘是有一定难度的。显露接近入颅处颈内动脉的临床意义更多的是用于临床上这种情况。

（二）充分游离，适度牵拉

充分游离对于增加颈部结构的显露有时令人惊讶。最常见的，如舌下神经干、舌下神经降支、

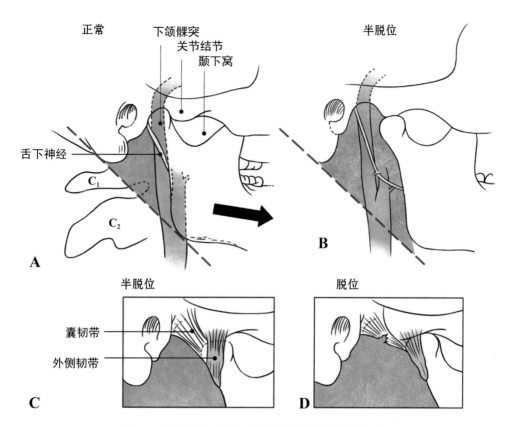

▲ 图 2-4　下颌关节（半）脱位增加高位颈内动脉显露

A. 下颌支无脱位的正常位置。注意高位颈动脉分叉位于第二颈椎椎体水平，乳突与下颌角连线上方；B. 下颌髁突被向前推至关节结节位置。注意下颌骨半脱位于此位置可以获得额外的颈动脉显露；C. 放大图显示了半脱位后颞下颌韧带位置满意；D. 放大图显示了完全脱位后颞下颌韧带位置不满意，有可能引起囊韧带撕裂［引自 Mandibular Subluxation for Distal Internal Carotid Exposure: Technical Considerations，Simonian GT, et.al. J Vasc Surg. 1999 Dec;30(6):1116-20. doi: 10.1016/s0741-5214(99)70052-2 ］

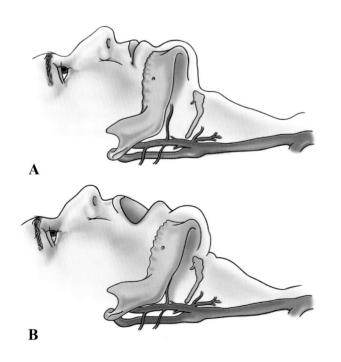

◀图 2-5　经鼻气管插管（A）可以比经口气管插管（B）获得更好的颈内动脉显露

引自 Access to the carotid artery bifurcation: Cadaveric study with application to nasotracheal intubation as a technique to improve access to a high carotid artery bifurcation. British Journal of Neurosurgery, December 2015; 29(6): 865–867 Paul M. Foreman, Mark R. Harrigan, Christoph J. Griessenauer, Marios Loukas & R. Shane Tubbs

耳大神经和颈横神经，这些神经在没有获得充分游离时，通常是手术进行的障碍，有观点甚至认为可以切断上述结构以获得对颈动脉的显露。实际上，充分游离以后，以上结构都可以获得松解，对手术进程不构成任何影响。除特殊情况外，上述结构不需要切断。

充分游离主要是通过对周围软组织的解剖，逐步显露目标结构，释放软组织（主要是筋膜）对目标结构的限制，其作用类似于解缚。例如，对于颈横神经，常横跨于颈动脉手术区域。在一开始，颈横神经显露出来的很短，而且通常是好几支。这时其实大可不必切断颈横神经，只要对于周围的筋膜充分游离，颈横神经就可以显露得越来越长，不影响手术操作（图 2-6，图 2-7）。

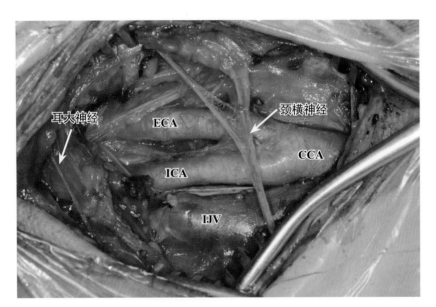

▲ 图 2-6 可见耳大神经及颈横神经经过充分游离得以较长的显露，不影响手术操作
ECA. 颈外动脉；ICA. 颈内动脉；CCA. 颈总动脉；IJV. 颈内静脉

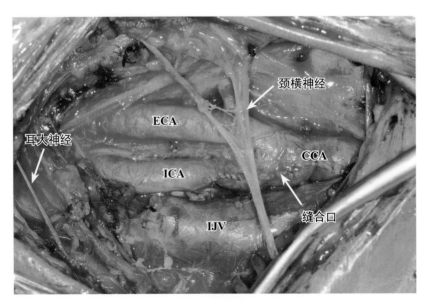

▲ 图 2-7 缝合完血管壁后的照片，耳大神经及颈横神经保护良好
ECA. 颈外动脉；ICA. 颈内动脉；CCA. 颈总动脉；IJV. 颈内静脉

对于需要显露高位 ICA 的患者，术中需要充分游离 ICA 周围的结构，包括舌下神经干、舌下神经降支、颈内静脉的属支、二腹肌后腹及 H 颈动脉鞘（后文有详细解释）等。在充分游离后，ICA 可以获得一定程度的解缚，可以增加 ICA 远端的显露。请一定不要忽视游离的作用。作者在实际的手术中，对于高位难以暴露的斑块，除了偶尔使用经鼻气管插管的办法以外，大多数都可以通过充分游离的办法达到满意的 ICA 远端显露，而无须切断二腹肌和茎突舌骨肌，更没有切断过舌下神经干的情况。

需要指出的是，虽然大多数情况下 ICA 后壁的 H 颈动脉鞘是需要全程游离的，但对于 CCA 及 ECA 后壁的 H 颈动脉鞘则可以不必全程游离，在准备留置阻断钳的位置充分游离出 CCA 及 ECA 后壁，可以轻松放置阻断钳即可。过度解剖颈动脉后壁，可能增加喉上神经损伤及斑块脱落的风险。对术前检查提示不稳定斑块的病例，术者更应该尽可能减少对于血管的游离。

适度牵拉指的是在充分游离 ICA 周围结构及 ICA 本身的基础上，在斑块上缘使用阻断钳阻断时，可以适度将 ICA 主干向下牵拉以增加显露。这本身只是一个很简单的操作，但是如果没有这个诀窍，阻断斑块上缘的 ICA 确有难度，特别是在处理高位斑块时尤为困难。可参考第 3 章病例 7。

有了以上两个方法，显露位于 C_2 上缘水平的斑块就不再是什么难题了。但是如果斑块位于 C_1 或者真的位于"入颅处"，作者建议就不要过于强求通过 CEA 解决这个部位的狭窄了，介入也是很不错的选择。当然，在某些特殊的病例中，C_1 的斑块在粘连不紧的情况下也可以顺势剥除。

五、放置与释放阻断钳

颈动脉分叉部得以完好显露之后，需要进行血管阻断。此时开始上手术显微镜。阻断前应以 2% 的利多卡因进行颈动脉窦血管壁外膜下局部浸润麻醉，利多卡因用量为 0.1～0.2ml。有中心报道术中并不常规进行颈动脉窦阻滞，也并未发生严重并发症。经验不同，供读者参考。血管阻断虽说并不复杂，但是也有一些需要注意的关键点。

（一）"外 – 总 – 内"原则

通常情况下，我们需要阻断 4 支血管，为甲状腺上动脉（STA）、颈外动脉（ECA）、颈总动脉（CCA）和颈内动脉（ICA）。

请注意这个顺序。作者把这个称作阻断的"外 – 总 – 内"原则（STA 自 ECA 发出，因此并入"外"）。释放阻断钳时，请一定记住同样的顺序，"STA → ECA → CCA → ICA"，即释放的"外 – 总 – 内"原则。这个原则非常重要。

对于重要的"外 – 总 – 内"原则，也许有的医师会问，某文献或某位医师阻断与释放的顺序与上述顺序不一样，是否矛盾？

作者认为，方法固然会有不同，但目的是安全有效，不要故意与其他方法混淆。这个方法是作者多年来一直使用的，从来没有改变过，在临床手术中很安全。对于别人不同的经验，作者表示尊重，但是仍然会坚持自己的原则。

一定有医师会问，作者这样做的道理是什么？有没有医学上的原因，还是只是一种习惯？

原因一定是有的。限于篇幅，最主要的原因说明如下。

1. 阻断时先阻断颈外和颈总动脉，是为了测量 ICA 反流压。测量反流压通常需要 1min。测压后拔除穿刺针，立即阻断 ICA。这样的操作顺序效率最高，不需要反复阻断。

2. 释放时先释放颈外和颈总动脉，是为了将血管腔内可能存在的微小气栓、血栓和碎屑冲入到颈外动脉系统，避免这些栓子进入颈内动脉系统，引起脑栓塞。

3. 释放时最先释放 STA，反流回来的血流压力与其他血管相比最小，可以发现颈动脉壁缝合口是否有漏血，且压力不大，出血不多，便于加针缝合。

4. 阻断与释放顺序一致，便于记忆，减少出错机会。（不要忽视这一优势啊）

上述原因中最重要的是第 2 点。至于其他医师的不同经验，我觉得一定也会有各自的理由和优势。只要不违反第 2 点，我认为都是可以的。

（二）血管辨认

在阻断血管之前，首先要辨认出哪个是 ECA，哪个是 ICA。

难道这也是一个问题吗？是的，在某些特殊情况下，这的确是一个问题。如果血管辨认错误，后面的一切也就无从谈起了。

通常情况下我们辨别 ECA 与 ICA 有 2 个依据：①是否有血管分支（有分支的是 ECA）；②相对位置的内外关系（位于内侧的是 ECA）。其中第一点最重要。ICA 在颈段没有任何分支，而 ECA 在颈段有多个分支发出，如甲状腺上动脉、舌动脉、面动脉、枕动脉及咽升动脉等。所以，当我们显露出颈动脉分叉部的 Y 形结构时，如果发现其中一支血管上发出几个分支血管，则可以基本断定这一支血管是 ECA。但是请大家注意，与其他任何现象一样，医学上也没有百分之百的事情。在极特殊的情况下，颈段 ICA 也有分支，例如咽升动脉和枕动脉可以从颈段 ICA 发出，某些胚胎血管或者异常病变血管可能也从颈段 ICA 发出。

有时也会遇到少见情况，例如 STA 自 CCA 发出。这时需要继续向上寻找血管分支，有数支分支血管的就是 ECA。

但是在临床上，遇到的 ICA 辨别错误易发生于下面这种情况。这多见于 70 岁以上的高龄患者，由于动脉硬化严重，血管走行发生了旋转。打开 H 颈动脉鞘（概念见第 4 章）后，仅可以见到 CCA 及 ECA，ICA 完全在 ECA 的深方，被 ECA 阻挡无法显露。为了便于理解这种情况，我们可以把颈动脉分叉部看作大写字母 Y。把字母 Y 以纵轴为中心顺时针旋转 90°，则从我们的角度看只能看到一条直线。这就是上述情况的术中所见，可参考下第 3 章的病例 8。

这是一个手术中需要注意的问题。对于临床经验较少的医师来说，把 ECA 当作 ICA 的可能性是存在的。

一般来说，作者习惯使用动脉瘤临时阻断夹（Braun 公司的 FT242 标准型弧形临时阻断夹）阻断 STA，而使用 3 把 DeBakey 无创阻断钳（Medicon 公司的 14cm 阻断钳）分别阻断 ECA、CCA 和 ICA。DeBakey 无创阻断钳的优势在于阻断力大而且可靠，手持部分有金属齿钩确保夹持力不松动，同时对血管无损伤。这在阻断粗大的腔内有粥样硬化斑块的颈动脉时尤为适宜。如果夹持力度不够，则很可能出现夹闭不全而漏血的现象，导致手术进展困难。但是，如果颈内动脉斑块位置很高，阻断空间狭小，并且血管相对较细，可以使用动脉瘤临时阻断夹进行阻断。

（三）阻断位置

作者的习惯是在手术显露范围内最大限度地进行阻断，即阻断范围内的血管长度越长越好。

作者虽然也观察或者轻轻触摸血管壁以大致了解斑块范围，但并不会依靠观察血管颜色或者触摸血管壁进行斑块边界的精确定位，并以之为定位线进行血管阻断。在解剖 H 颈动脉鞘的过程中，尤其是在颈内动脉后壁操作使得颈内动脉上抬时，常常就可以看到明确的斑块上缘，这在有斑块钙化的情况下会更加明显。所以，不必对每一个病例都去触摸斑块上界。作者会在了解斑块大致范围后，在显露范围内最远心（上）端的位置进行颈内 / 颈外动脉阻断，在最近心端（下）端的位置进行颈总动脉阻断。要确保阻断点血管是正常或者接近正常的形态和质地。这一点在颈内动脉和颈外动脉较易达到，但是有时颈总动脉全段硬化，只要阻断位置超越斑块并且足够低即可。

这种最长范围阻断的优势在于：①阻断钳远离斑块中心位置，不会干扰手术，便于术中操作；②如果血管腔内的斑块位置超出了最初判断的范围，只需延长血管壁切口即可，无须调整阻断钳进行重新阻断。这对于初学者而言是很大的便利。需要知道的是，对于手术经验尚不丰富的初学者而言，在术中切开血管，切除部分斑块后发现阻断钳远端的颈内动脉仍有明显斑块，此时再重新调整阻断钳位置，甚至还需要松解浅部软组织扩大颈内动脉远端的显露范围，所有这些操作在血管阻断的条件下，对初学者造成的心理压力是非常巨大的。

六、血管切开与内膜剥脱

完成颈动脉手术区域的血管阻断后，我们需要以 1ml 的注射器针头连接 5ml 注射器针管进行穿刺抽吸。如果动脉壁塌陷，则说明阻断完全，可以切开血管壁。

通常情况下，我们以斑块最明显的部位作为切开口。在 CCA-ICA 外侧以尖刀刺入动脉壁，大约 5mm 破口即可。以专用的血管剪刀纵行剪开动脉壁，范围以完全超越斑块为准。我们常用的剪刀有两种。

1. 直形血管专用剪刀（图 2-8），一般来说长度 14cm 比较适用。

2. L 形血管专用剪刀（图 2-9），也称"回头剪"，推荐长度 19cm，头端角度 30°～90°。

以上两种血管剪刀均可应用于 CEA 手术。第一种直形剪刀长度不宜超过 16cm，以 14cm 最佳。如果剪刀总长度过长（如 20cm 以上），则会发生因切口短而剪刀柄太长，无法获得理想操作

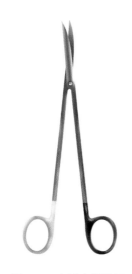

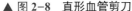

▲ 图 2-8　直形血管剪刀

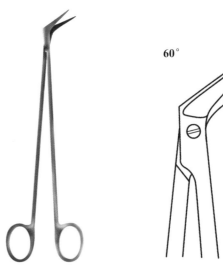

▲ 图 2-9　L 形血管剪刀（回头剪）

角度等情况。第二种 L 形剪刀（回头剪）以头端 60° 或 90°（头端成直角）较为顺手。当然个人的经验不同，以术者的个人体验为准。

有些情况下，我更喜欢用尖刀将动脉壁切得更长一些。例如在动脉壁斑块质地坚韧时，剪刀难以剪开，强行剪开则可能造成切口不整齐，增加缝合后狭窄概率；同时，这也会对精细的血管剪刀造成损坏。作者建议使用一次性尖刀片，非常锋利，可以基本保证整齐切开坚韧部分。在越过这个范围之后，再以血管剪刀继续剪开血管壁直到范围足够即可。

有时因为斑块体积大且质地韧，在颈动脉分叉部斑块最明显处，以尖刀刺入血管壁后无法发现血管管腔，继续试图以尖刀深入穿刺则具有不易控制深度而穿透血管后壁的风险。此时应立即停止这种危险操作，改从颈内动脉远端或颈总动脉近端接近阻断钳的位置切开血管壁，此处即使有斑块也不会很大，接近正常的管腔形态。在切开血管壁见到血管真腔后，再逆向切至斑块中心最厚的地方。这样可以避免尖刀损伤血管后壁。

剥离斑块以较短的锐性剥离子最为实用（图 2-10）。不宜选用很长的钝性剥离子，这会增加动作的不稳定性，并且不利于准确剥离内膜层面，造成斑块分层遗留于中膜上。

此时左手持无创血管镊，夹持动脉壁切缘；右手以锐性剥离子探入动脉壁与斑块之间，沿着血管纵轴顺势剥离。在手术显微镜下，术者可以清晰辨认出血管壁与斑块之间的间隙，并予以准确剥离。剥离应由浅入深，反复平行剥离几次，即可显露至颈动脉后壁。将左手无创血管镊移至切口对侧的血管壁切缘，重复上述动作，则动脉斑块可以被充分游离。这时左手可以持普通枪状标本钳，夹持住已经游离的斑块体部，右手继续以剥离子游离斑块两端，在某些情况下斑块可以顺利地被整块剥离下来。如果斑块两端与动脉壁粘连很紧，则可以用直剪刀或显微剪刀将连接处剪断，切除斑块。如果 ECA 起始部也有斑块，则可以通过向外拖拽斑块，并外翻 ECA 起始部血管壁的办法切除 ECA 斑块。特殊情况下 ECA 起始部的斑块体积很大而且质地坚硬，可以单独做一 ECA 切口予以剥除。对于体积很大的 ECA 起始部斑块，如果仅仅采用向外拖拽的方法，有时不能完全切除而残

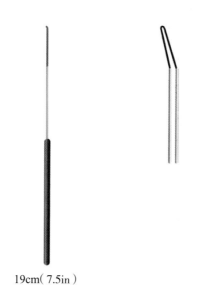

19cm(7.5in)

▲ 图 2-10　显微剥离子

留较大斑块在 ECA 内。这在术后可能导致 ECA 内新鲜斑块残端血栓形成，ECA 闭塞甚至血栓蔓延导致 CCA 闭塞。虽然这种严重并发症并不多见，但对于 ECA 斑块剥离不满意的患者，应在术后提高警惕，及时发现 CCA 闭塞的严重情况。

在 CCA 及 ICA 阻断钳范围内的斑块应尽可能切除。在接近阻断钳阻断点的位置，同样是尽可能切除。此时常被大家问到的问题是，在斑块尽头的位置应如何处理？作者常规并无特殊处理，没有进行"钉缝"。但是，作者要求斑块残端达到整齐而且贴壁良好。如果残端不整齐，向外突出一部分则需要修剪整齐，尽可能达到环形残端而非锯齿形残端。如果贴壁不良则需要剪除这部分不贴壁斑块。这在颈内动脉残端尤为重要，如果处理不好，则可能在释放阻断钳后，血流冲击颈内动脉斑块残端，残端逐步从血管壁剥离进而形成动脉夹层，导致血管急性闭塞，腔内血栓形成。在连续缝合动脉壁时，应注意将斑块残端与动脉壁缝合在一起。

在剥离颈动脉斑块的过程中，应随时以肝素盐水(12 500U 肝素加入到 500ml 生理盐水中)冲洗。在大块的斑块被剥离之后，应特别警惕冲洗时漂起的小斑块，这种斑块应在显微镜下彻底清除。这是引起 CEA 手术的并发症——脑栓塞的主要原因。可以使用尖端为小圆圈状的显微镊（圈镊，尖端直径 1mm，见书末附录)，切除点状斑块较为合适。

对于某些点状钙化或小片状钙化，如果与动脉壁粘连非常紧密，强行切除有时候会有撕破动脉壁的风险。这种情况下，可以保留斑块不动，其被血流冲击脱落的风险很小。

有些患者的斑块性质较为特殊，为泥沙状，且钙化。术中可见斑块既硬且脆。这种时候切除较为复杂，需要分块切除，一小片一小片的剥离，直至完全切除。

需要提醒的是，虽然斑块的整体剥离最为完美，但是我们并不要求对每一个病例都必须进行整块剥离。多数情况下的斑块是被分成几大块切除的。有时候，过于追求斑块标本的"完整性"，往往是以延长阻断时间为代价的。当然，在术者很熟练以后，可以更多地进行斑块完整切除。

七、血管的缝合

在斑块被剥离干净之后，应迅速进行动脉壁缝合，以期尽早恢复 ICA 血流。

我们常规使用 7-0 不可吸收血管缝合线进行动脉壁缝合。与既往使用的 5-0 血管缝合线相比，7-0 血管缝合线具有如下优势。

1. 针小线细

这一点最直接的优势就是对血管损伤小。相比于 5-0 的针线，7-0 对血管壁的损伤很小，所以缝合完毕后通过针孔漏血的机会相应减少了很多。

2. 针距更密

由于针线更加精密，每针之间的距离得以更加靠近。我们基本上保持针距在 1.5mm。这样的缝合密度可以在很大程度上获得释放阻断钳后无须补针的效果。

3. 原位缝合

由于针线的精密优势，可以很好地控制缘距，我们一般缘距为 1mm，达到对血管最大程度的原位缝合。术后血管狭窄、扭曲、变形的概率更小，不仔细看几乎看不到缝合口。

需要指出的是，虽然我们在绝大多数手术中使用 7-0 血管缝合线，但是在个别颈动脉壁质地硬韧的病例中，使用显微针持及 7-0 血管缝合线会因力度不够很难穿透血管壁，导致缝合每一针都耗费较多时间，而且会出现 7-0 缝合针变形的情况。这种时候，就可以改用 5-0 不可吸收血管缝合线，以及普通针持，用这种强大的穿刺力和夹持力应对以上情况。

缝合采用连续缝合，一般对于右利手的术者而言，从术野右侧开始较为顺手（无论是近心端还是远心端）。应注意缝合的起点和终点一定要在动脉壁切口外侧，即超越切口范围。这样做可以有效避免切口两端漏血（对初习者而言通常是最容易漏血的位置）。缝合起点和终点打结，要打 4~5 个结，剪线后线头长度要在 1cm 以上。

在完成连续缝合后，以 1ml 注射器针头连接 5ml 注射器针管，吸满肝素盐水后自缝合口穿刺入血管内，加压注射肝素盐水，观察血管壁有无喷水之处。如果有，于该处补针。

最先释放 STA 的临时阻断夹，再次观察血管壁有无漏血。如果有，于该处补针。

释放 ECA 阻断钳，再次观察血管壁有无漏血。如果有，于该处补针。

释放 CCA 阻断钳。至此步骤，血管壁漏血情况出现概率应该很小。如果有，于该处补针。

大约 10s 后释放 ICA 阻断钳，观察有无漏血。如果有，于该处补针。

以生理盐水冲洗术野，仔细观察血管壁有无漏血。如果有漏血，一定要补针，直到显微镜下观察血管壁无出血为止。如果是渗血，建议首选补针，特殊情况可以压迫止血。后文有详细说明。

血管壁完全没有出血后，可以通过荧光造影、术中超声多普勒等方法证实颈内动脉的通畅程度和测量血流量。

在特殊的病例中，患者手术侧的 ECA 闭塞，ICA 狭窄。如果术中能够将 ECA 起始部的斑块切除，并在尝试释放 ECA 阻断钳时观察到明确的反流血，则可以继续按照常规方法释放阻断钳。如果 ECA 斑块无法达到理想切除，尝试释放 ECA 阻断钳后无反流血，则必须在 CCA-ICA 血管缝合结束前仔细检查确认管腔内无气栓、血栓及斑块碎屑，以防这些栓子在释放所有阻断钳后被冲入颅内。经 ECA 起始部残端留置一穿刺针，再释放 CCA 阻断钳，让腔内可能的微栓子有一个出口，数秒后拔除穿刺针，释放 ICA 阻断钳。如果穿刺部位喷血，可以缝合 1 针止血。这在一定程度上有利于栓子的排出，降低脑栓塞风险。

此后应继续在显微镜下进行止血。依次释放牵开器，观察术野有无活动性出血并进行处理。

彻底证实术野没有活动性出血后，可以逐层关闭切口。一般来说缝合 3 层，分别是胸锁乳突肌前缘筋膜（含经典颈动脉鞘），皮下组织（含颈阔肌）和皮肤。切口中部的皮下组织较厚，可以缝合 2 层。对于最外层，我们常用 4-0 可吸收线于皮内缝合。可以留置胸锁乳突肌前缘筋膜深方（即经典颈动脉鞘内）橡胶引流片 1 根，有利于引出渗液，避免切口肿胀。如无特殊情况术后第 1 天即可拔除。切口处是否需要以沙袋压迫，各中心的意见不太一致。作者未使用沙袋压迫的办法，但并不反对局部压迫。

八、术后处理

术后需要立即观察瞳孔，如果出现瞳孔不等大，立即行头颅 CT 检查，以防出现脑梗死或脑出血。颈部交感神经链受到手术刺激有可能导致术后瞳孔不等大，术者应做到心中有数。

手术邻近结束时告知麻醉科医师尽早停用麻醉药物，让患者在术后尽快恢复意识。观察意识和肢体活动。在某些术前即有肢体症状的患者，例如左侧颈动脉狭窄 95%，右下肢肌力 4 级，左下肢肌力 5 级，其在接受左侧 CEA 后麻醉刚刚清醒时查体，可能会发现原症状加重，很可能右下肢肌力仅为 1 级，左下肢肌力 3 级。这与手术阻断血管及麻醉有关，一般在清醒后 1h 内可以迅速改善，肌力基本上可以恢复到术前水平。老年患者恢复较慢，可能需要 3～4h。

如果患者术后肌力持续无恢复，或者已经恢复正常后短期内又再次出现异常，则需立即进行头颈部 CTA 检查（一般都含有头颈部 CT 平扫）。如果观察到颈动脉闭塞或者形态明显异常则立即二次手术切开取栓，如果颈动脉形态无异常，颅内无出血及水肿，则可以先给予抗凝治疗（低分子肝素钙皮下注射或者静脉滴注肝素），观察随诊。

保留气管插管 8h，以防动脉壁破裂急性大出血，从而压迫气管导致窒息。如果术后即刻已经拔除了气管插管，突发意外时即便再次急诊气管插管，因气管已经严重受压移位且塌陷，插管难度会很大。

静脉泵入小剂量右美托咪定可以明显减轻患者对术后气管插管的反应。镇静药的使用应做到患者可以耐受气管插管，无明显不适反应，轻唤或者轻拍即可清醒。坚决杜绝深度镇静，以及在 ICU

重新使用肌松药令患者自主呼吸消失，以呼吸机维持呼吸，患者再次处于麻醉状态。这必将加重对患者的损伤，且对于及时发现术后严重并发症造成严重阻碍。

注意血压不要过高，维持在基础血压水平或者略低即可（原因已于前文详述）。注意因患者清醒导致的血压波动。

注意观察切口局部是否有渗出液或者渗血，是否有张力，防止大出血。

触摸术侧 STA 是否有搏动，以防急性动脉内血栓形成（急性颈总动脉闭塞会导致 STA 搏动消失）。

拔除气管插管后注意检查患者有无声音嘶哑（喉返神经/气管插管刺激）、饮水呛咳（喉上神经）及面瘫（面神经下颌缘支及颈支）。有无转颈无力（副神经），味觉（舌咽神经及面神经）及伸舌位置（舌下神经）也要注意观察。一般来说以上异常多为术中牵拉所致，均可在术后 1~2 周自行缓解。

术后如果有持续切口渗液，或者皮下组织水肿，应考虑为淋巴液或涎腺（颌下腺及腮腺）液外漏。一般来说，症状可以通过持续换药逐渐减轻，直至消失。如果皮下组织水肿因重力作用扩展至胸廓部位，可以使用硫酸镁及酒精溶液交替湿敷并配合沙袋轻度加压，症状通常可以迅速改善。如果经上述方法处理后，渗液状况无改善，则可能需要切开探查。

需要特别引起注意的几个严重并发症。

1. 脑梗死/脑栓塞。

2. 过度灌注/脑水肿/脑出血。

3. 动脉破裂出血。

以上 3 个都是 CEA 术后严重并发症，通常情况下患者预后不良，有可能需要手术处理，应特别注意，及时发现并处理。

第 3 章 CEA 典型病例
Typical Cases of CEA

一、切口、显露及手术指征

病例 1：患者，男性，59 岁。主因"头晕 1 个月"就诊。1 个月前患者起床时无明显诱因跌落床下，此后在运动或劳累时反复出现头晕，每次持续几秒钟，可以自行缓解，无其他不适。查体未见特殊异常。头部 CT 及 MR 未见异常。CTA 可见双侧颈动脉狭窄，左侧狭窄程度 50%，右侧狭窄程度 90%（图 3-1 和图 3-2）。

此例患者具有手术绝对指征：①双侧颈动脉狭窄诊断明确，右侧狭窄程度大于 70%；②近期反复 TIA 发作，提示缺血性脑卒中高风险。

对于双侧颈动脉狭窄，按照我们之前的手术原则（可参考第 1 章相关内容），先处理狭窄严重的一侧，即本例患者先处理右侧。

在标记手术切口时，作者习惯把骨性标志描记下来，作为参考坐标。常用的 3 个骨性标志：乳突、胸骨上窝和下颌角（图 3-3）。乳突与胸骨上窝的连线即是胸锁乳突肌的前缘，下颌角可以对应颈动脉分叉部的水平位置。标记手术切口时，应用手指触及胸锁乳突肌前缘，予以直线标记。在下颌角对应的颈动脉分叉部可以画线标记，以此为中心，上下各延长 4～5cm。此即切口位置。当然，手术体位摆放，尤其是头部旋转可能在某种程度上改变了下颌角与颈动脉分叉的相互位置关系，但

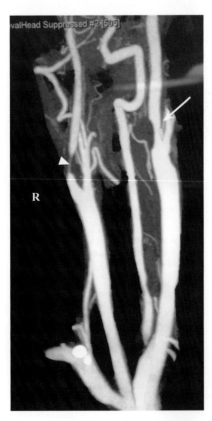

▲ 图 3-1 图中可见右侧 ICA 重度狭窄，狭窄程度约 90%。左侧 ICA 中度狭窄，狭窄程度约 **50%**

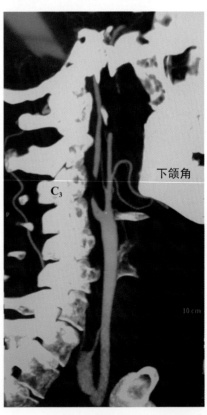

▲ 图 3-2 右侧 ICA 单独显像，可见颈动脉分叉部位于 C₄ 水平，狭窄部位位于 C₃ 水平，与下颌角平齐

是这种影响对于切口标记来说很小，基本上可以忽略不计。

对于刚刚开始做 CEA 的神经外科医师而言，切口可以向上下两侧适度延长，以便显露。充分的显露可以使手术简单化。但是，切口上端不宜越过乳突尖，因为即使继续向上延长，由于此部骨性结构、腺体和软组织遮挡，对于增加显露颈动脉手术区域也无太多意义。同时，切口下端一般不宜超过环状软骨，因为继续向下可能会增加喉部结构及肺尖损伤的风险。

术中所见情况（图 3-4），可见斑块部位膨隆，位于 CCA 末端至 ICA 起始部的连接部。这与

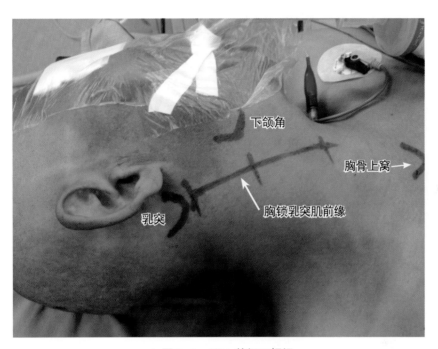

▲ 图 3-3　CEA 的切口标记

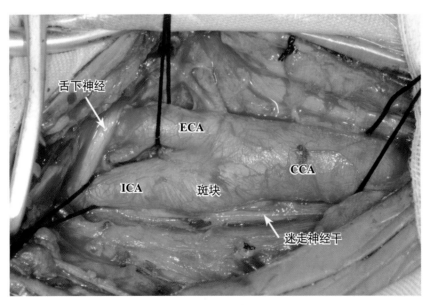

▲ 图 3-4　颈动脉的显露
ECA. 颈外动脉；ICA. 颈内动脉；CCA. 颈总动脉

CTA 显示之狭窄部位完全位于 ICA 起始部上端不同。我们在临床很多病例中可以见到此情况，大部分 CTA/DSA 显示的单纯 ICA 起始部狭窄实际上并非仅仅局限在 ICA，而是由 CCA 末端延伸至 ICA 起始部。

另外需要注意的是舌下神经和迷走神经干。这两个结构可以说是初学者必须要看到的结构，因其作为解剖学标志，可以避免一些严重并发症的发生。

血管缝合后的照片见图 3-5。此病例我们采用的是 5-0 不可吸收血管缝合线连续缝合。后期的

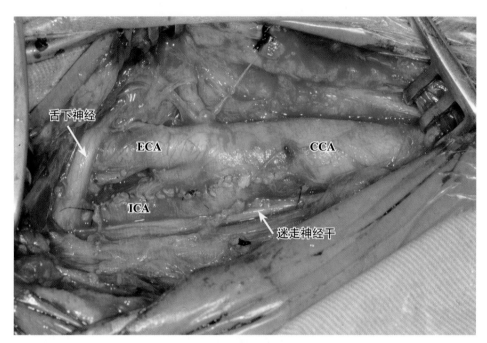

▲ 图 3-5　缝合血管后
ECA. 颈外动脉；ICA. 颈内动脉；CCA. 颈总动脉

病例我们大多数采用 7-0 不可吸收血管缝合线连续缝合。

患者术后恢复良好，随访未出现脑卒中事件。

另外一个重要问题是，当狭窄程度达到 100%，即 ICA 已经完全闭塞后，是否可以手术。

近年来有报道对于 ICA 闭塞患者施行 CEA 效果良好。对此，作者认为应该严格遵循大宗病例总结出的原则，对于 ICA 闭塞患者不要进行 CEA，除非有特殊情况。换言之，对于初学 CEA 的神经外科医师，不要违反原则对 ICA 已经闭塞的患者施行 CEA。即便对于 CEA 手术经验丰富的医师，也一定要进行患者个体化分析，在综合分析后如果认为确有必要，可以在保证安全的条件下施行手术。一般来说，如果能够确定颈动脉闭塞是发生于 2～3 周的话，可以在保证安全的情况下尝试 CEA。此外，对侧 ICA 造影时如果闭塞侧的 ICA 海绵窦段及以上都显影良好，则行 CEA 的安全性和成功率都会更高。Fogarty 球囊导管在某些单纯 CEA 困难的病例中，可以有效地经切开的 ICA 管腔逆行向上取出远端手术难以切除的血栓，对 ICA 闭塞的患者尤为适用。

对 ICA 闭塞患者施行 CEA 可能出现的风险：①因术前 ICA 闭塞，如果没有条件行高分辨率磁共振检查则无法判断斑块位置和长度，也就是对于斑块的上端位置没有办法定位。这就会导致术中不能彻底切除高位的颈内动脉斑块，术后颈内动脉仍然是闭塞状态。②因患者 ICA 长期闭塞，导致颅内血管床萎缩变性。如果 CEA 成功，ICA 再通后血流倍增，颅内血管床无法耐受而出现脑水肿和脑出血，病情迅速恶化。③对超出阻断范围的斑块处理困难，不完全剥离可能导致残留斑块在血流再通后脱落，形成脑栓塞，或者形成动脉夹层，造成术后颈内动脉闭塞。

二、手术时机

病例 2：患者，男性，59 岁。主因"突发头晕 1 个月余"就诊。患者 1 个月余前骑电动自行车时突发头晕。查体未见神经系统阳性体征。当地医院 CTA 可见双侧颈动脉狭窄，左侧狭窄程度约 50%，右侧狭窄程度 99%（图 3-6）。在我院复查 DSA 证实上述情况（图 3-7，图 3-8）。

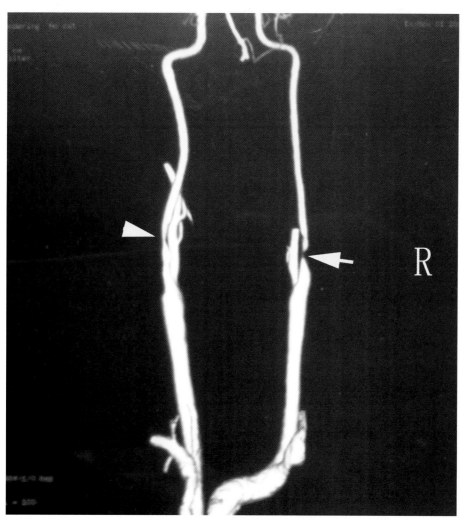

▲ 图 3-6　外院 CTA，可见右侧 ICA 起始部重度狭窄。左侧亦有明显狭窄

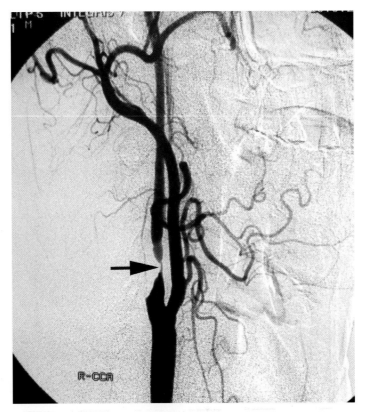

▲ 图 3-7 DSA，右侧 CCA 造影
显示右侧 ICA 起始部重度狭窄，狭窄程度为 99%

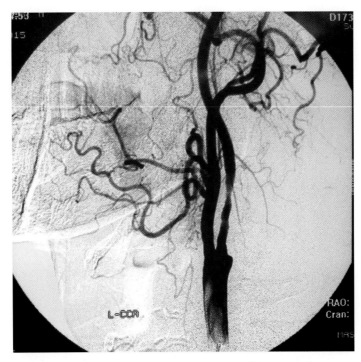

▲ 图 3-8 DSA，左侧 CCA 造影
显示左侧 ICA 下段中重度狭窄，最狭窄处约为 60%

入院后磁共振检查发现患者右侧基底节区急性 / 亚急性梗死（图 3-9 和图 3-10）。考虑到患者发病时间 1 个月余，目前一般情况良好，查体无明显神经系统阳性体征，我们完善检查后即对其施行了 CEA（见第 1 章相关内容）。

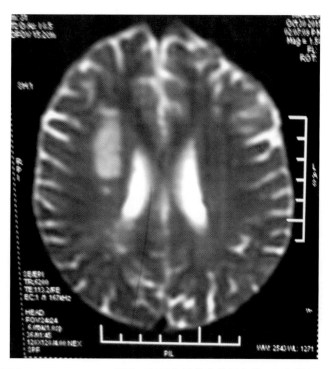

▲ 图 3-9　MR T₂ Flair 序列，可见右侧基底节区急性 / 亚急性梗死灶

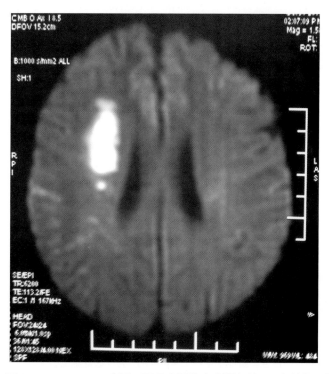

▲ 图 3-10　MR DWI 序列，可见右侧基底节区急性 / 亚急性梗死灶

术中显露照片（图 3-11），可见斑块仍然位于 CCA-ICA 交界部，此处明显膨隆。切开后与病例 1 情况相同，斑块并非仅局限于 DSA 所示的 ICA 起始部，而是自 CCA 末端延伸至 ICA 起始部。

切除斑块之后以 7-0 显微缝合线缝合动脉壁（图 3-12）。相对于 5-0 血管缝合线，7-0 线对血管损伤更小，缝合更严密，释放血管阻断钳后因局部漏血需要补针的情况出现少。患者术后恢复好，顺利出院，未出现神经系统并发症。

对于此病例，尚有几个问题需要探讨。下面补充 3 个 DSA 影像（图 3-13 至图 3-15）。

问题一　此病例做 CEA 是否安全，术中阻断右侧 ICA 后是否会造成右侧 MCA 严重缺血梗死？如何避免？如何监测？是否必须使用术中转流装置？

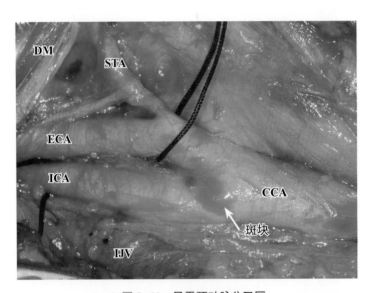

▲ 图 3-11　显露颈动脉分叉区
ECA. 颈外动脉；ICA. 颈内动脉；CCA. 颈总动脉；IJV. 颈内静脉；DM. 二腹肌后腹；STA. 甲状腺上动脉

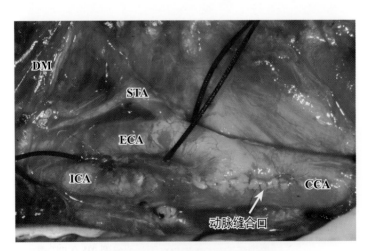

▲ 图 3-12　切除斑块后缝合动脉壁
ECA. 颈外动脉；ICA. 颈内动脉；CCA. 颈总动脉；DM. 二腹肌后腹；STA. 甲状腺上动脉

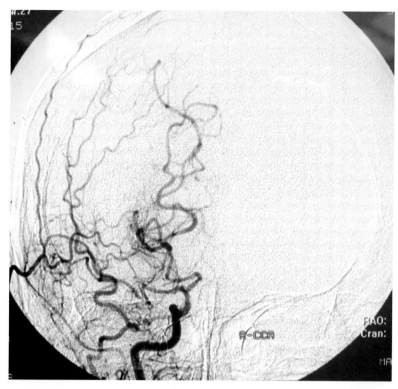

▲ 图 3-13　术前右侧 CCA 造影，未见明确的 ACA 及 MCA 大的分支。右侧后循环血管显影

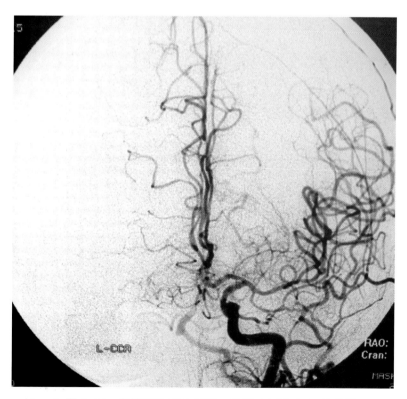

▲ 图 3-14　术前左侧 CCA 造影，未见对右侧 MCA 的代偿

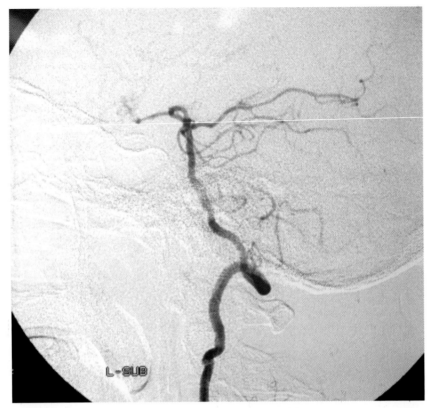

▲ 图 3-15　术前左侧椎动脉造影，未见明确向前循环代偿。右侧椎动脉未显影

作者的解决方案及结果如下。

1. 此病例具有手术的绝对指征，行 CEA 是安全的。术中阻断右侧 ICA 后未对颅内供血有严重影响，未发生右侧 MCA 区域的缺血梗死。

2. 作者采用的监测也很简单：①术中阻断 ECA、STA 和 CCA 后，立即穿刺 ICA 测量反流压，也叫作残端压。一般来说只要反流压大于 25mmHg，即可认为是安全的，可以继续手术。②术中电生理监测（主要是体感诱发电位监测）。如果发现阻断血管后出现波幅降低，频率变慢等情况，即提示出现了缺血，可以通过升高血压的办法进行纠正，并加快手术速度。对于大多数基层医院来讲，一般都可以测量反流压，其使用的设备与有创动脉血压监测完全相同。

3. 作者所有的病例还未使用过术中转流装置，即便在对侧 ICA 闭塞，本侧狭窄手术的病例，也未进行转流。CEA 术中使用或者不使用转流装置，都有大宗病例文献支持，属于个人经验选择。对于转流装置的使用，作者的态度是不必须，但也不反对。

大多数初学者都可能考虑过第一个问题，即 DSA 显示颅内血管代偿能力不足，是否影响 CEA 手术的进行。理论上应该是有影响的。但是从临床经验看，绝大多数代偿不足却接受 CEA 的患者并没有出现严重的并发症。我们再仔细阅读 CEA 的原始文献及教科书时，也可以注意到手术适应证或高危因素中没有提到颅内血管代偿情况这一项。因此，DSA 显示的颅内血管代偿情况可以作为手术参考，但并不是手术必要条件。

问题二　CEA 对颅内血管的供血改善到底有多大作用？

　　对上面这个患者，我们做了双侧 CEA，因此有了不同时间段的 CTA 结果可以进行对比。让我们看一下右侧大脑中动脉在右侧 CEA 术前、右侧 CEA 术后第 1 天和右侧 CEA 术后 8 个月的 CTA 表现（图 3-16 至图 3-18）。

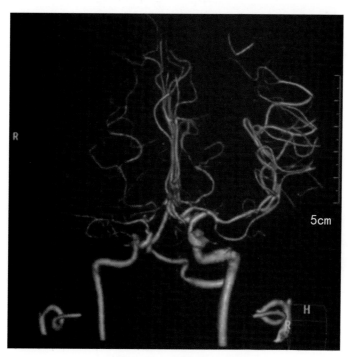

▲ 图 3-16　右侧 CEA 术前

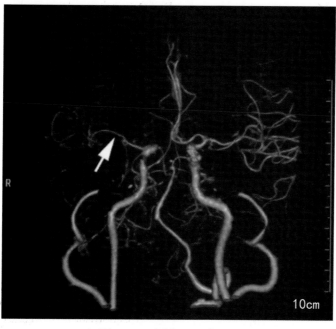

▲ 图 3-17　右侧 CEA 术后 1 天

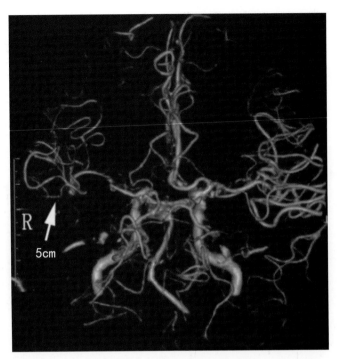

▲ 图 3-18　右侧 CEA 术后 8 个月

从上面 3 个时间的 CTA，我们可以发现右侧大脑中动脉显影越来越好，从术前的 M_1 不显影，到术后 1 天的 M_1～M_2 显影，再到术后 8 个月的 M_1～M_2～M_3～M_4 显影，结果让医师和患者都感到满意。

而当我们从另一个角度来看问题时，假如患者第一次就诊时只带着一张术前的颅内 CTA（图 3-16），是否会有医师考虑做 STA-MCA 搭桥，而忽略了颈动脉分叉部的检查？搭桥手术即使非常成功，对脑血流的改善也不如 CEA 的效果。就如房间里水龙头开得再大，也不如把接近闭塞的住宅水源总阀门打通效果好。这是一个非常重要的问题，希望引起大家足够的重视。

三、合并颅内动脉瘤

病例 3：患者，男性，71 岁。主因"头晕 5 年，加重伴走路不稳 1 个月"就诊。查体未见神经系统阳性体征。当地医院诊断左侧颈动脉狭窄。在我院复查 DSA 情况见图 3-19 和图 3-20。

原拟行左侧 CEA，发现并存动脉瘤后，先处理的后交通动脉瘤，Ⅱ 期行 CEA。此患者年轻时曾任外科主任，更倾向于手术，未接受介入治疗方案。因此，患者顺利接受了动脉瘤夹闭术。半年后，患者再次入院接受了 CEA。因已经接受过 DSA 检查，本次 CEA 术前仅进行了 CTA 检查。

请注意图 3-21 及图 3-22 左侧 ICA 起始部的钙化影，究竟是颈动脉血管内的粥样硬化斑块钙化，还是颈椎周围的骨质增生？如果是后者，是否还有必要进行 CEA，如何向患者及家属交代手术方式？

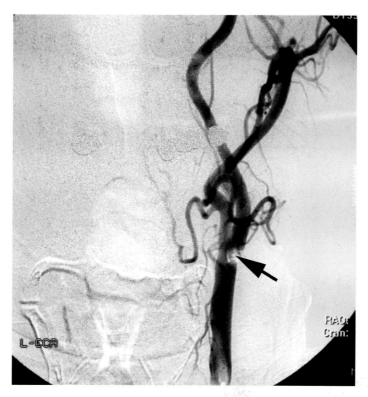

▲ 图 3-19 左侧 CCA 造影颈部

左侧 CCA 造影，可见 ICA 起始部重度狭窄

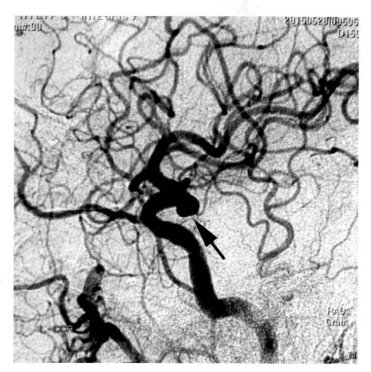

▲ 图 3-20 左侧 CCA 造影颅内

颅内段可见左侧后交通动脉瘤

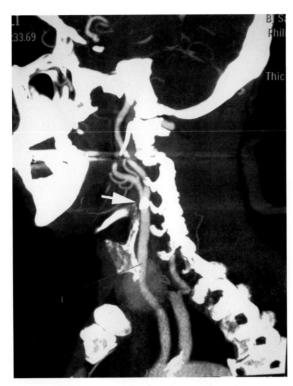

▲ 图 3-21　CTA 可见左侧颈动脉钙化影

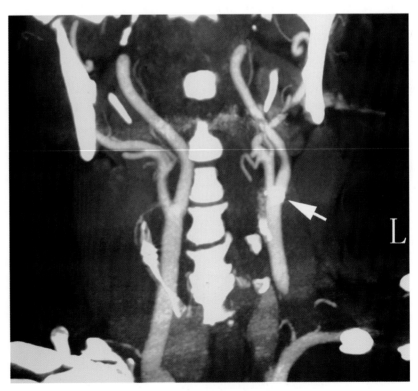

▲ 图 3-22　CTA 可见左侧血管钙化

　　这个问题虽然看似不大，但是在刚刚开始接触 CEA 的神经外科医师，却是一个大问题。它直接影响到诊断正确性，以及后续的手术方案。椎体周围的骨质增生如果从外面压迫颈动脉，是否也可以引起类似表现？即便做了 DSA，是否就可以准确地判断钙化究竟在内还是在外？

　　通过上面 2 张三维重建后旋转的 CTA（图 3-23，图 3-24），我们基本上可以看出钙化与椎体骨质无明显关系，应该是血管内可能性大。这在 CEA 手术中得以证实。血管内的粥样硬化斑块钙化明显，血管周围没有见到明确的骨质增生。

　　文献曾报道过相似的情况，但是血管狭窄却是由血管周围的骨质（如茎突或舌骨大角）压迫引起的（Eagle 综合征），感兴趣的读者可以查阅相关资料。手术不用切开血管，只要剪除压迫血管的骨质，即可有效地消除症状。

　　那么对于颈动脉狭窄合并同侧颅内动脉瘤的患者，我们是先处理颈动脉狭窄，还是先处理动脉瘤？如果先处理颈动脉狭窄，是否会因颅内血流增加导致动脉瘤破裂？

　　在刚遇到这种情况时，相信大家都会有这种担心。如果上面这个重度狭窄患者先做了 CEA，动脉瘤的破裂风险是否会增加，甚至在 CEA 术中发生破裂？理论上似乎这种风险是存在的。我们当时也是出于这种考虑，先处理了动脉瘤。但是综合文献及后期的临床经验，我们认为可以遵循这一原则，即术前哪个疾病引起的问题最严重，就先处理哪个疾病。

　　据 *Schmidek and Sweet Operative Neurosurgical Techniques, 6e* 的意见，将颈动脉狭窄合并动脉瘤的情况分为两类 4 种情况。

　　第一类，有症状的颈动脉狭窄。如果动脉瘤已破裂，则先处理动脉瘤。如果动脉瘤未破裂，则先处理颈动脉狭窄。

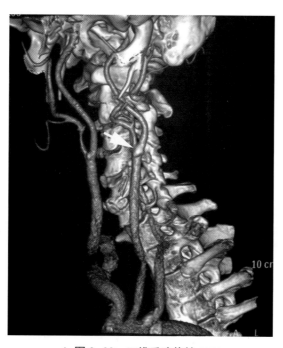

▲ 图 3-23　三维重建旋转 CTA

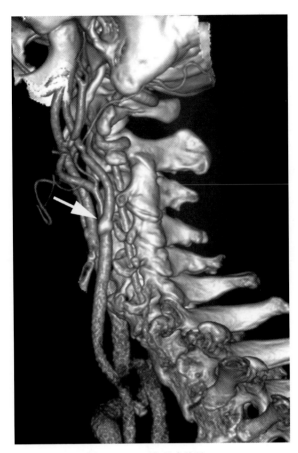

▲ 图 3-24　三维重建旋转 CTA

第二类，无症状的颈动脉狭窄。如果动脉瘤有症状，则先处理动脉瘤。如果动脉瘤无症状，则先处理颈动脉狭窄。

读者可以按照以上原则进行处理，不必过于担心血流再通后导致动脉瘤破裂。在后期的病例中，我们也是按照这一原则处理的。

四、"代偿不足"

病例 4：患者，男性，63 岁。主因"右侧肢体无力伴言语含混 1 个月"就诊。查体患者一般情况可，言语略含混，右侧肢体肌力 4 级，其余肢体肌力正常。当地医院诊断左侧颈动脉闭塞，左侧基底节及半卵圆中心脑梗死（图 3-25 至图 3-33）。

这是一例看似比较极端的颈动脉狭窄情况。患者左侧颈总动脉 – 颈内动脉闭塞，双侧椎动脉 V4 段闭塞。总体而言，正常情况下向脑组织供血的 4 根血管（双侧颈内动脉、双侧椎动脉）闭塞了 3 根，而仅余的 1 根为右侧颈内动脉，存在起始部的中度狭窄。如果对这例患者施行右侧 CEA 手术，则在阻断右侧 ICA 后，脑组织无大血管供血，完全靠其他侧支循环供血，手术风险极高。

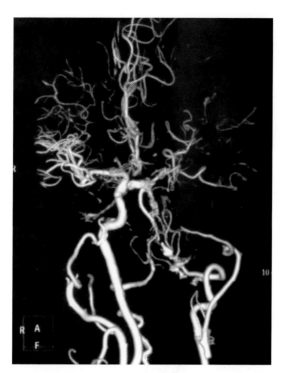

▲ 图 3-25　CTA 发现左侧颈内动脉闭塞

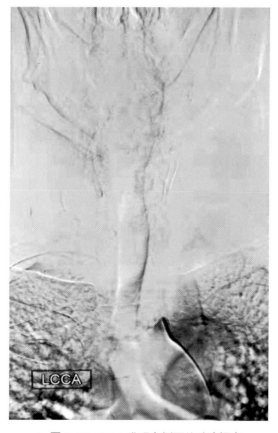

▲ 图 3-26　DSA 发现左侧颈总动脉闭塞

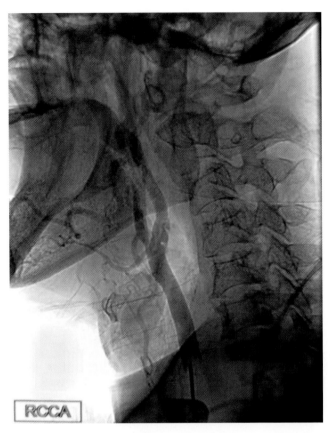

▲ 图 3-27 DSA 发现右侧颈内动脉溃疡型斑块，狭窄约 50%

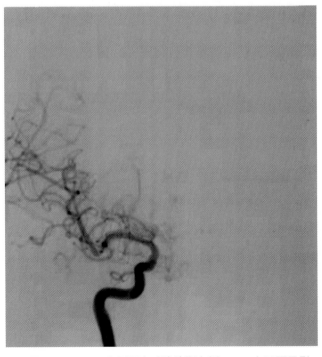

▲ 图 3-28 DSA 右侧颈内动脉造影左侧 MCA 主干不显影

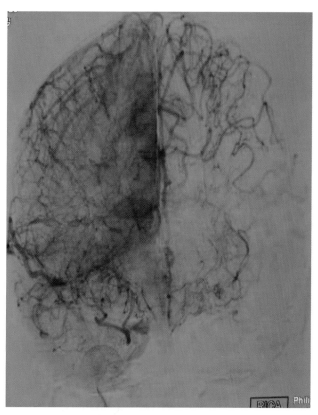

▲ 图 3-29　DSA 右侧颈内动脉造影毛细血管期可见有向左侧 MCA 皮质支的代偿

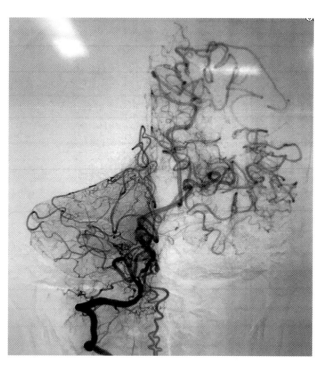

▲ 图 3-30　DSA 右侧椎动脉造影有向左侧前循环代偿

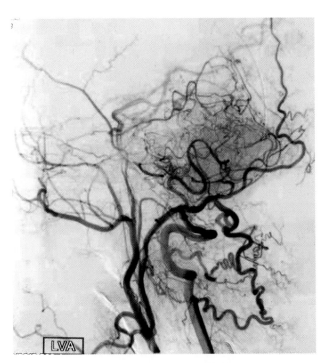

▲ 图 3-31　DSA 左侧椎动脉造影向左侧颈外动脉系统代偿

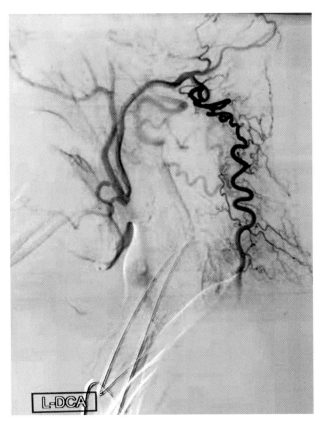

▲ 图 3-32　DSA 左侧颈深动脉造影向左侧颈外动脉系统及椎动脉代偿

术中所见：患者仰卧术床，2% 利多卡因局部浸润麻醉后，常规消毒、铺巾。改良 Seldinger 法穿刺左侧股动脉置入 4F 血管鞘。4F Pigtail 导管行主动脉弓造影显示为 I 型弓，左侧颈总动脉自主动脉弓起始部以远未见显影。全身肝素化，4F 单弯造影管分别插至双侧颈总、右侧颈内动脉、右侧颈外动脉、双侧锁骨下及椎动脉造影，颈段、颅内段分别成像，并行双椎动脉及右颈内动脉三维旋转造影成像，显示：左侧颈总动脉自主动脉弓起始至颈内动脉末端未见显影，左颈深动脉、椎动脉肌支经与枕动脉及咽升动脉分支吻合向左颈外动脉代偿供血，右甲状腺上动脉分支经与左甲状腺上动脉分支吻合向左颈外动脉部分代偿供血；右颈内动脉球部狭窄伴充盈缺损，狭窄约 50%（考虑溃疡性斑块）；右侧大脑前动脉 A_1 段较细，其周围伴有稍许新生血管形成，经其向双侧大脑前动脉部分供血，且经左侧大脑前动脉 A_1 段向左侧大脑中动脉 M_1 段的深穿支动脉代偿供血，右侧大脑中动脉经皮层支吻合向同侧大脑前动脉供血区代偿供血；左椎动脉起始部狭窄，狭窄约 30%，狭窄远端局部管腔呈"双腔"样显影（考虑夹层），双椎动脉 V_4 段自小脑后下动脉起始部以远闭塞，经右椎 V_2 段发出的脊髓前动脉向双侧椎动脉末端及基底动脉代偿供血，右侧小脑后下动脉经软膜血管吻合向同侧小脑前下动脉逆行代偿供血，左侧小脑后下动脉分支经与同侧小脑前下动脉吻合及小脑上动脉吻合向基底动脉部分代偿供血；左侧大脑后动脉颞下动脉及顶枕支经软膜吻合向同侧大脑中动脉供血区部分代偿供血；右侧大脑后动脉 P_2 段呈"渔网状"改变；其余颅内动脉未见明显异常。行左侧股动脉造影未见明显异常，撤出导管，压迫 15min 后穿刺处无渗血，局部加压包扎。手术结束，安返病房。

印象：①左侧颈总动脉颈内动脉闭塞；②右侧颈内动脉球部中度狭窄；③左椎动脉起始部轻度狭窄，双椎动脉 V_4 段闭塞。

▲ 图 3-33　DSA 记录
显示左侧 CCA 闭塞，双侧椎动脉 V_4 段闭塞，右侧 ICA 中度狭窄

对此例患者，我们有 2 种方案备选。第一，右侧 CEA（CAS）。通过增加右侧 ICA 的血流，增加颅内右侧 ACA 血流向左侧半球 ACA 及 MCA 代偿（DSA 证实此途径存在，详见图 3-32 诊断报告）。其优势在于不需开颅，颈部手术操作相对简单，但是缺点在于右侧 ICA 是仅存的供给颅内的主干血管，操作时 / 阻断后全脑梗死风险大。第二，左侧 STA-MCA 搭桥。其优势在于全脑梗死风险基本上不存在，仅仅影响受体血管（大脑中动脉）的局部供血。但是其缺点是手术相对复杂，需要开颅，STA 血流压力可能不足，导致颅内向颅外盗血，对老年人而言也存在一定风险。

经过充分沟通，患者决定不做开颅手术，通过颈部手术解决问题，而且在介入和手术治疗之间选择了手术。手术顺利，未使用转流装置，阻断时间 13min。期间电生理监测无异常改变。术后患者恢复良好，无新发梗死及新出现的神经功能障碍。术后随访 4 个月 DSA 如下（图 3-34）。

五、侧别的选择

病例 5：患者，男性，71 岁。主因"头晕伴左侧肢体无力 2 年，加重伴右侧肢体无力 10 天"就诊。查体未见明显神经系统阳性体征，四肢肌力、肌张力正常。当地医院超声诊断为双侧颈动脉狭窄，右侧狭窄 50%～70%，左侧狭窄 70%～99%。在我院复查 CTA、MR 情况见图 3-35 至图 3-37。

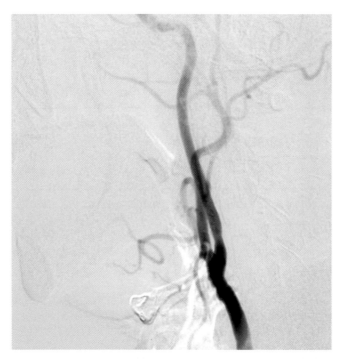

▲ 图 3-34　术后 4 个月随访 DSA，右侧 CCA 造影见 ICA 通畅良好

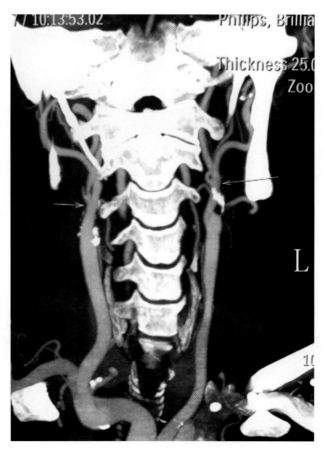

▲ 图 3-35　CTA 可见双侧颈动脉狭窄，左侧为著，伴有钙化

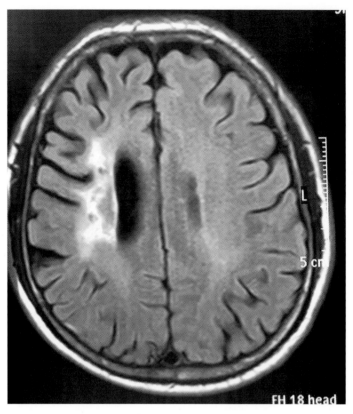

▲ 图 3-36　MR T₂ Flair 序列，可见右侧基底节区急性 / 亚急性梗死

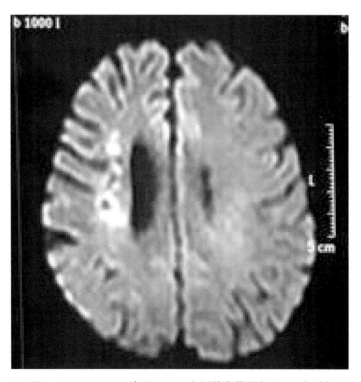

▲ 图 3-37　MR DWI 序列，可见右侧基底节区急性 / 亚急性梗死

DSA 可见，右侧 CCA 造影，ICA 起始部中度狭窄（图 3-38）。右侧 ICA 造影显示，右侧 ICA 颅内段及 ACA/MCA 主干显影良好，左侧 ACA 在 A_2 段以后显影良好（图 3-39）。

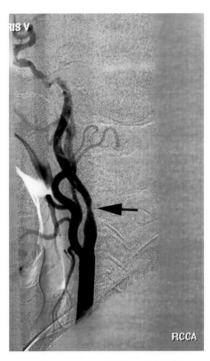

▲ 图 3-38　右侧颈总动脉造影

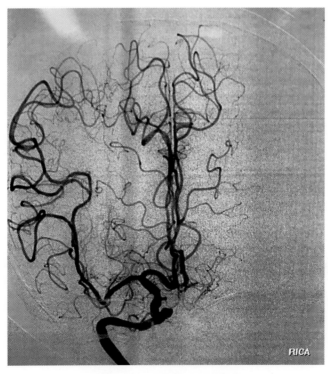

▲ 图 3-39　右侧颈内动脉造影

　　左侧 CCA 造影可见左侧 ICA 起始部重度狭窄，狭窄长度相对较长（图 3-40），上端达到 C_2 椎体中部（图 3-41）。由此可以大致推测出，手术显露需要一定时间和技巧，以增加狭窄部位远端的显露。

　　左侧 ICA 造影（图 3-42）可见左侧 MCA 的 M_1 段较细，但是远端 MCA 显影良好。左侧 ACA 未显影。

　　此病例存在双侧颈内动脉狭窄。在狭窄程度较轻的右侧，出现了右侧基底节区的梗死灶。但是在狭窄程度较重的左侧，反而没有出现颅内 MR 缺血表现。双侧颅内 MCA/ACA 未见重度狭窄。对此病例，由于患者一般情况良好，尽管 MR 以右侧脑组织缺血为著，但查体没有相关体征；患者近期的卒中发作为右侧肢体无力，与左侧脑组织缺血有关。综合这些因素，我们决定先处理与近期卒中发作相关的左侧颈动脉狭窄，争取尽早且最大限度地恢复颅内供血。右侧 CEA 建议患者 3 个月后再来做。

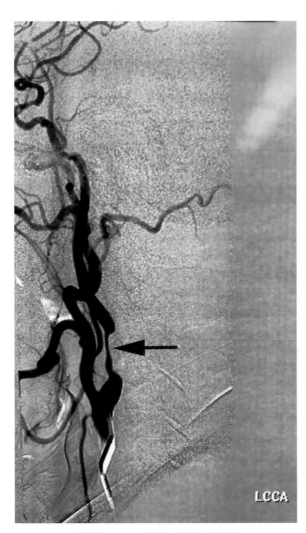

▲ 图 3-40　左侧颈总动脉造影

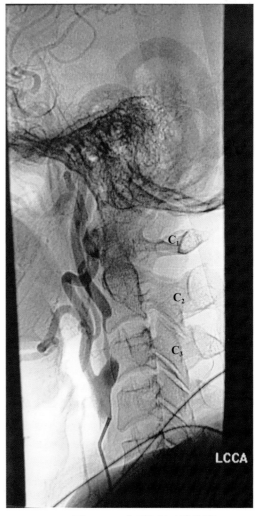

▲ 图 3-41　左侧颈总动脉造影

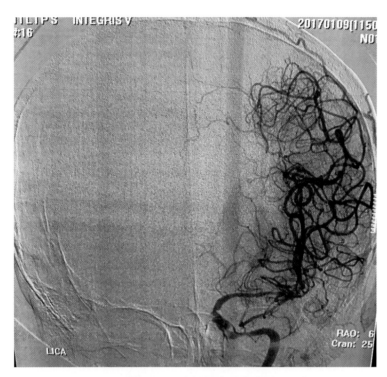

▲ 图 3-42 左侧颈内动脉造影

术中显露出颈动脉分叉部（图 3-43）。可见斑块位于 ICA 起始部上端，向上延伸至舌下神经干水平。舌下神经降支被牵向外侧。此病例的 ICA 阻断钳放置起来有一定难度，需要继续显露 ICA 远端，至少游离出距离斑块上缘 1cm 的 ICA 远端，才能够放置阻断钳。另外，对于此种情况的 ICA 阻断，应选用角度相对较大的阻断钳，如 150° 阻断钳（图 3-44），而不是 90° 阻断钳。

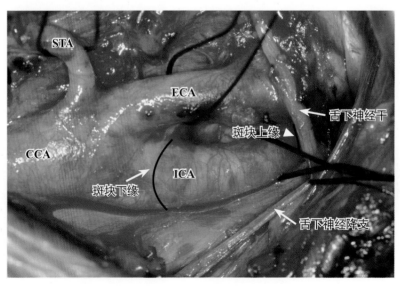

▲ 图 3-43 术中显露颈动脉分叉区
ECA. 颈外动脉；ICA. 颈内动脉；CCA. 颈总动脉；STA. 甲状腺上动脉

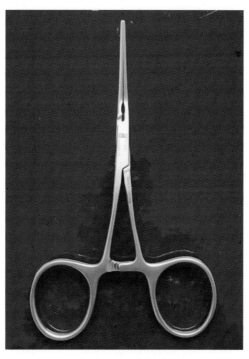

▲ 图 3-44　DeBakey 无创血管阻断钳（150°）

　　基本上对于 CEA 手术，作者习惯选用 3 把 150° 阻断钳分别阻断颈外动脉、颈总动脉及颈内动脉。尖端角度为直角的 90° 阻断钳在 CEA 术中不太实用，不是必备器械。

　　图 3-45 为切除斑块并用 7-0 血管缝合线缝合完血管壁后的照片。此时迷走神经干得以显露。舌下神经干位于视野右上方，保护良好，未加以显露。

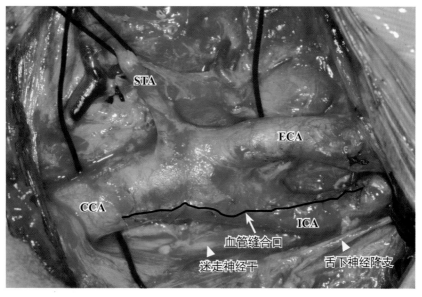

▲ 图 3-45　术中颈动脉缝合后照片
ECA. 颈外动脉；ICA. 颈内动脉；CCA. 颈总动脉；STA. 甲状腺上动脉

六、合并心脏疾病

病例 6：患者，男性，72 岁。主因"右侧肢体活动不利 8 个月，加重 20 天"就诊。查体右下肢肌力 4 级，主动脉瓣区可闻及 2 级收缩期吹风样杂音，其余正常。患者既往有高血压病史 30 余年，冠心病 10 余年。9 年前，3 年前分别在外院行下肢动脉支架置入术，共置入 5 个支架。3 年前在外院行右侧 CEA 入院后行 DSA 检查发现左侧 CA 起始部狭窄，右侧通畅（图 3-46 和图 3-47）。

术前我们检查了超声心动，射血分数为 44%。患者高龄，建议其先进行内科治疗，调整心脏功能。患者转回当地医院，于心内科治疗 3 周后复查射血分数 61%。再次住院后行左侧 CEA。患者术后恢复良好，1 周出院。

为了有助于判断斑块位置，术前 CTA 应有带骨质的 3D 效果图，这样可以参考下颌角及颈椎位置确认斑块狭窄位置。如图 3-48 的 CTA，可以看出影像科技师与神经外科医师有良好的沟通，本片将下颌角、颈椎与颈动脉分叉的相互关系显示得非常清晰。

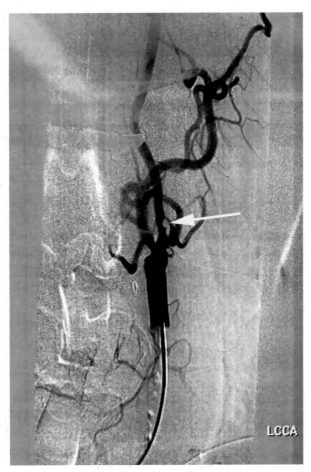 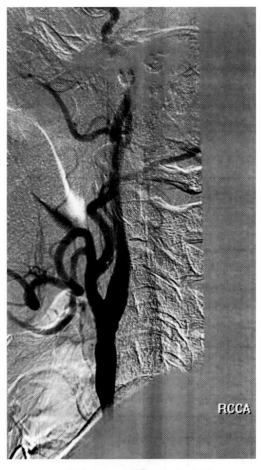

▲ 图 3-46 左侧颈总动脉造影
可见斑块位于 ICA 起始部上方约 2cm 位置

▲ 图 3-47 右侧颈总动脉造影
可见 3 年前 CEA 手术效果很好。右侧 ICA 通畅，无狭窄

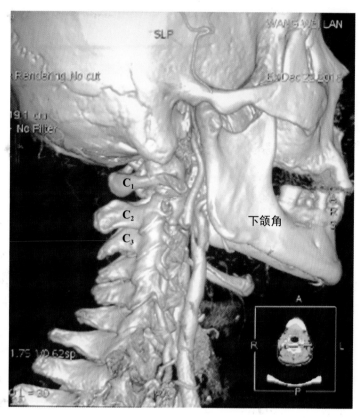

▲ 图 3-48　三维重建带骨性标记的 CTA

图 3-48 患者的颈动脉分叉部位于 C_3 下缘水平，斑块上端位于 C_2 下缘水平，显露 ICA 远端略有难度。显露技术请参考相关章节。

七、高位颈动脉斑块

病例 7：患者，男性，52 岁。主因"短暂性言语不利 8 月余"就诊。患者 8 个月前因言语不利就诊于当地医院，CTA 显示左侧颈内动脉中 - 重度狭窄（图 3-49 至图 3-51）。入院前复查超声为重度狭窄（狭窄程度 70%～90%）。为进一步检查入院。查体无明显神经系统阳性体征。

术中所见如图 3-52 至图 3-54。

采用 7-0 显微缝合线连续缝合。请注意舌下神经干、面静脉残端与 IJV。这几个结构之间的三角形区域，是经过充分游离额外增加的显露距离。这不到 1cm 的距离，对于放置阻断钳来说已经够用了。

高位颈动脉斑块显露在临床上是经常需要使用的技术。请大家在手术中去理解上文提到的"充分游离，适度牵拉"原则。缓慢地游离高位颈内动脉周围的结缔组织，会逐步扩大高位颈内动脉的活动度，使得其相对下移，从而获得足够的阻断空间。

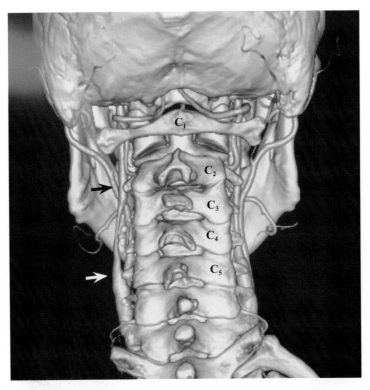

▲ 图 3-49　可见 $C_1 \sim C_5$ 椎弓，斑块较长，起自 C_5，上至 C_3 上缘

白箭示颈动脉分叉部，黑箭示斑块上缘阻断位置，位于 C_2 水平

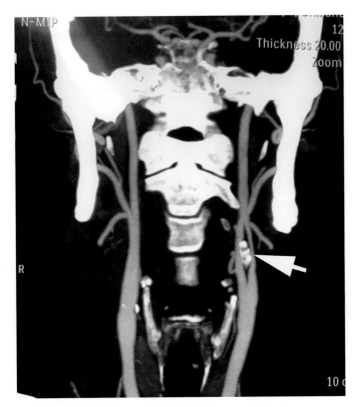

▲ 图 3-50　可见斑块钙化（白箭）

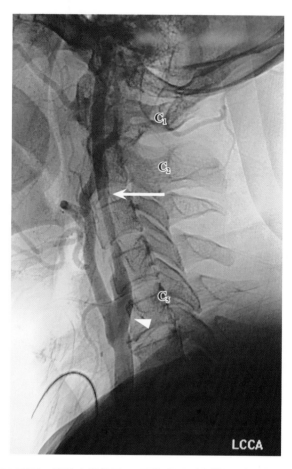

▲ 图 3-51 术前 DSA 可见，斑块上缘位于 C_2 下缘水平（白箭），分叉部位于 C_5 水平（白箭头）

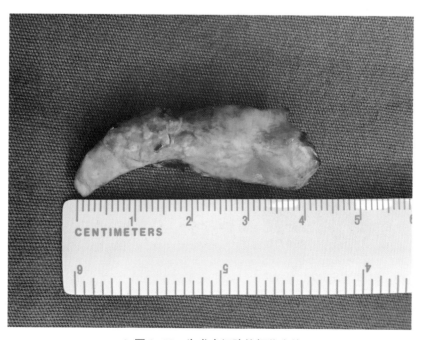

▲ 图 3-52 为术中切除的钙化斑块

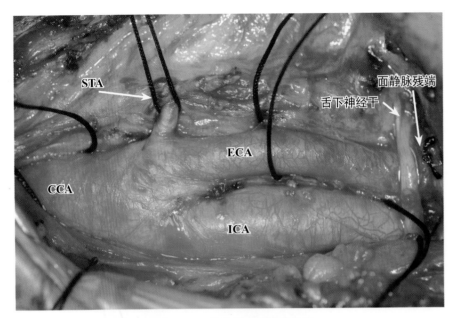

▲ 图 3-53 显露的颈动脉分叉部

充分游离舌下神经干，切断面总静脉，使得斑块上缘获得一定程度的显露。ECA. 颈外动脉；ICA. 颈内动脉；CCA. 颈总动脉；STA. 甲状腺上动脉

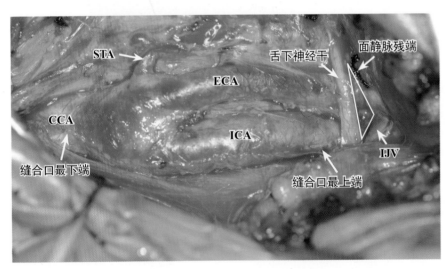

▲ 图 3-54 为切除斑块后的颈动脉分叉部，可见缝合口上下两端

ECA. 颈外动脉；ICA. 颈内动脉；CCA. 颈总动脉；IJV. 颈内静脉；STA. 甲状腺上动脉

八、颈动脉的旋转

病例 8：患者，男性，65 岁。主因"头痛、头晕 4 年，头晕伴走路不稳 2 个月"就诊。4 年前于我院行 DSA 检查发现双侧颈内动脉重度狭窄。行左侧 CEA。2 个月前头晕伴走路不稳，外院 CTA 显示右侧 ICA 重度狭窄。为进一步检查入院。查体无明显神经系统阳性体征。

我院本次术前的 DSA 检查见图 3-55 和图 3-56。

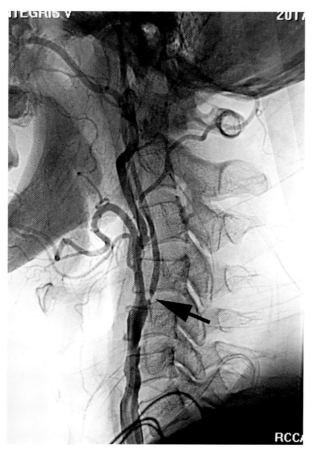

▲ 图 3-55 右侧颈总动脉造影
箭示为重度狭窄

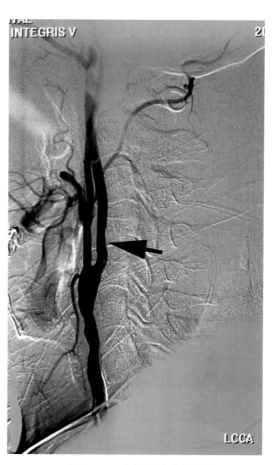

▲ 图 3-56 左侧颈总动脉造影
箭示 ICA 通畅

术中情况见图 3-57。

我们可以看到，颈动脉分叉部类似一个横卧的子母 Y。如果术者不进行旋转，则 ICA 完全被 ECA 遮挡在正下方，大家可以想象一下，图中 ECA 以 CCA 为纵轴向图片底部旋转约 45°，将完全遮挡 ICA。在这种情况下，初学者将在打开 H 颈动脉鞘后，只能看到 ECA 以及 CCA。这就有可能把舌动脉误认为 ECA（尤其是在舌动脉较粗的时候），而把 ECA 主干在舌动脉分叉以上的部分误认为 ICA（尤其是在面动脉等其他颈外动脉分支较高而不易发现时，以及 STA 自 CCA 发出时）。

在年龄大于 70 岁以上的患者中，这种血管的旋转比较常见。大家要注意探查，尤其是在术中发觉 "ECA" 很细的时候。一旦血管辨认有误，后面一切都将偏离正轨。术前 DSA 或 CTA 的侧位像上 ECA 和 ICA 紧邻，近乎没有空隙时，也是一个高度提示信号，术者要提防术中血管旋转的情况。术者在术中要仔细探查，一旦证实 ICA 在 ECA 下方，靠过度旋转头位是没有太大帮助的，需要充分使用 "拽地毯" 的技术牵拉 H 颈动脉鞘，使颈内动脉得以上翻显露（请参考第 4 章相关内容）。

除了 STA、ECA、CCA 和 ICA 需要阻断以外，还可能有其他血管需要阻断吗？见图 3-58。

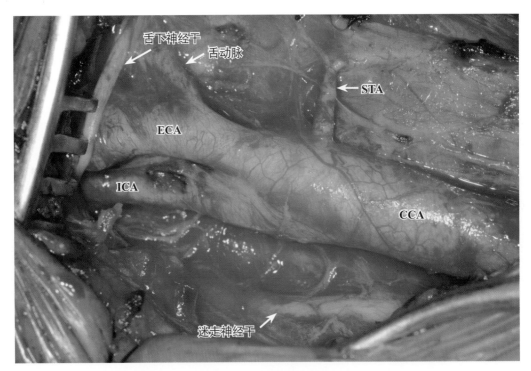

▲ 图 3-57　颈动脉的旋转

此为已将 ICA 向外旋转后拍摄的照片。ECA. 颈外动脉；ICA. 颈内动脉；CCA. 颈总动脉；STA. 甲状腺上动脉

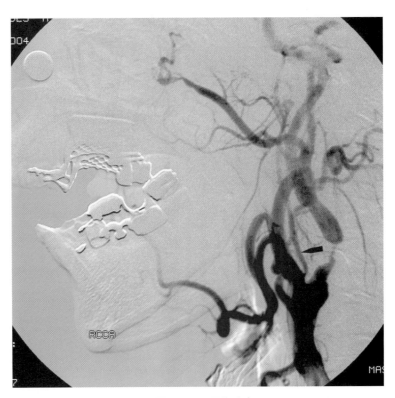

▲ 图 3-58　咽升动脉

大家注意到箭头所示的动脉了吧？这一支是咽升动脉。如果术中仅仅阻断了 STA、ECA、CCA 和 ICA，穿刺动脉壁抽吸后会发现血管壁不塌陷。这个病例就需要术中探查咽升动脉，并以一枚临时阻断夹夹闭。

让我们复习一张解剖图片（图 3-59）。图中的咽升动脉是完全按照解剖书的描述，起自颈外动脉起始部后壁。但是在临床工作及显微解剖研究中，作者发现咽升动脉的这种起始位置相对少见，更多的时候起始部位较高，不影响 CEA 手术。如果在术前 DSA/CTA 发现了咽升动脉起自这个位置，则术中需要探查。

另外一张解剖图片（图 3-60），同样出自 2006 年作者的解剖资料。如果此例患者接受 CEA 手术，术中 ECA 的阻断方法可以有两种选择：①在 ECA 起始部"齐根"下阻断钳；②在上图标号"3"的位置下阻断钳，并以 2 枚临时阻断夹在上图标号"5"和"6"的位置夹闭舌动脉及面动脉。作者建议采用后者，这样可以适当切除 ECA 内的斑块。

另外一个需要注意的解剖结构是交感神经节。如果术中牵拉损伤交感神经节或交感神经链，患者术后可能出现瞳孔不等大。

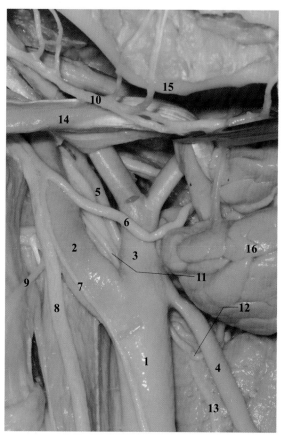

▲ 图 3-59　右侧颈动脉分叉区显微解剖（2006 年作者在三博复兴脑科医院显微解剖实验室制作）
1. CCA；2. ICA；3. ECA；4. STA；5. 咽升动脉；6. 舌下神经干；7. 舌下神经降支；8. 迷走神经干；9. 脊神经前支；10. 面神经下颌缘支；11. 喉上神经干；12. 喉上神经内支；13. 喉上神经外支；14. 二腹肌后腹；15. 下颌角；16. 下颌下腺

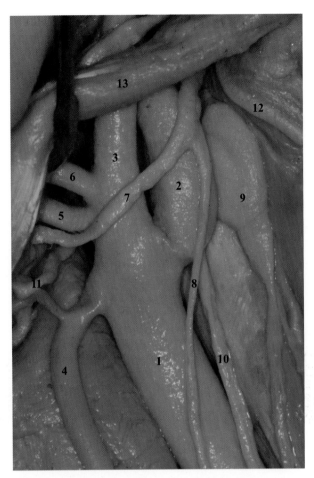

▲ 图 3-60　左侧颈动脉分叉区显微解剖

1. CCA；2. ICA；3. ECA；4. STA；5. 舌动脉；6. 面动脉；7. 舌下神经干；8. 舌下神经降支；9. 交感神经节；10. 迷走神经干；11. 喉上神经干；12. 副神经；13. 二腹肌后腹

第 4 章　CEA 临床常见的问题

Discussion of Surgical Points

本书的前部分内容旨在将 CEA 的常规知识进行普及，使读者基本上了解这一经典手术的适应证和流程。但是在临床工作中，我们会遇到各种情况，这些情况因其特殊性，并不在上文探讨范围内。这些问题都是有关临床技巧或者特殊情况的，作者愿意把自己的观点呈现给读者，并欢迎大家提出宝贵的意见。

一、颈动脉分叉位置及形态的变异

颈动脉分叉的位置及形态在有些患者中会表现出与一般情况下不同。大致可以分为以下几类，即高位分叉（或高位斑块）、低位分叉（或低位斑块）及颈动脉迂曲。

（一）高位分叉或高位斑块

1.绝对高位

所谓"绝对高位"颈动脉分叉或高位颈动脉斑块，临床上一般是指分叉或斑块上缘的水平位于 C_2 椎体下缘平面以上。高位颈动脉分叉自然意味着高位颈动脉斑块。当然在临床手术中，术者最关心的其实是斑块上缘水平。有很多文献或者图片有助于理解高位颈动脉分叉（斑块）的概念及处理办法。作者认为上图（图 4-1）很简单地阐述了绝对高位分叉（斑块）的概念。1 区为 C_3 椎体上缘到 C_4 椎体下缘水平（简称为 $C_3 \sim C_4$ 椎体水平），CEA 操作相对简单。2 区为 C_2 椎体上缘到 C_2 椎

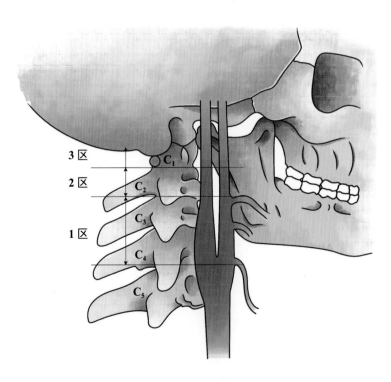

▲ 图 4-1　高位颈动脉分叉或斑块

体下缘水平（简称为 C_2 椎体水平），CEA 操作相对困难一些，但是通过常规方法基本可以顺利完成。3 区为 C_1 椎体下缘水平以上，CEA 操作困难。2 区和 3 区区域即为"绝对高位"。"绝对高位"并非不能手术，但是有可能手术难度较大，甚至可能无法完成；也有可能需要借助特殊方法，如下颌关节半脱位才能尝试完成。此时如果斑块钙化不严重，而且血管没有严重扭曲，CAS 不失为好的选择。

另外必须说明的是，虽然临床上我们见到的绝对高位情况并不少见，但是很多病例中 C_2 椎体水平的高位斑块，如斑块上缘位于图 4-1 中的 2 区情况其实并不难处理。我们可以采用一个简单的判断方法进行术前大致的评估。请注意这是一个粗略的评估方法，并不是对所有的情况都能判断准确，但是可以作为参考。在 CTA 影像上将下颌角与乳突尖连成一直线，如果斑块上缘高于此线，则意味着其位于下颌骨、乳突与颅底骨质构成的锥形骨性空间内，因骨性结构限制导致显露难度较大；而如果斑块上缘低于此线，则意味着其位于下颌骨、乳突与颅底骨质构成的锥形骨性空间外，其显露受到骨性结构限制较小，手术难度可能并不如想象的大。换言之，"绝对高位"的病例，手术难度可能并不大。

2. 相对高位

临床上还可以见到一类"相对"高位的分叉或斑块，即颈动脉分叉（斑块）位于 1 区，但是由于患者颈部较短，肥胖，二腹肌、舌下神经干及腮腺的位置偏低等因素，导致颈动脉分叉（斑块）由于软组织的遮挡而相对"较高"。这种情况虽然不是很难处理，但是也会给手术带来一些额外的解剖显露操作，使得手术时间延长。一般来说，术者可以通过锐性或钝性松解外层软组织，如切口上端的颈部皮下浅筋膜及腮腺后缘筋膜，使用丝线悬吊二腹肌及舌下神经干等方法使得颈动脉分叉（斑块）得以良好显露。需要特别提出的是，在获得足够的颈动脉显露之前，千万不要急于阻断血管。正如"磨刀不误砍柴工"，此时的解剖显露越充分，后面的血管操作越轻松。在颈动脉显露不充分的情况下急于切开血管，有可能会在有限的阻断时间内面临骑虎难下的窘境。

换言之，用颈椎椎体水平判断的正常位置斑块，如斑块上缘位于图 4-1 中的 1 区情况，有时手术显露并不容易。

3. 颈动脉狭窄合并岩骨段及以上部位的颈内动脉狭窄 / 颈动脉夹层

有些患者会出现颈动脉狭窄合并岩骨段及以上部位颈内动脉狭窄的情况。有时表现为颈动脉狭窄远端颈内动脉全程纤细，有时表现为合并岩骨段或海绵窦段单处或多处狭窄。对于此种情况，作者认为大多数情况下 CEA 是有益无害的。患者并无很高的并发症发生率，基本上和通常的手术风险无异。

另外有一种需要注意的情况，即颈动脉分叉部无明显狭窄，但是颈内动脉自分叉部以上约 2cm 开始呈现明显的"线样征"（图 4-2 和图 4-3），这很可能是颈动脉夹层的表现，而非颈动脉粥样硬化造成的狭窄。虽然经典的颈动脉夹层影像为"内膜瓣"和"双腔征"，但其出现率不足 10%，更多情况下的影像学表现是颈动脉线样狭窄。这类颈动脉夹层的患者就不适宜做 CEA。

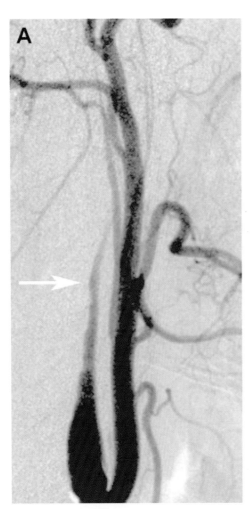

▲ 图 4-2　颈动脉夹层的 DSA 表现

引自 Cervical Carotid Artery Dissection-Current Review of Diagnosis and Treatment，SameerA. Ansari, et al. Neuroimag Clin N Am 19 (2009) 257–270，doi:10.1016/j.nic.2009.01.007

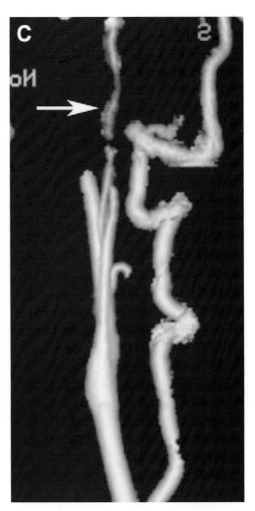

▲ 图 4-3　颈动脉夹层的 CTA 表现

引自 Cervical Carotid Artery Dissection-Current Review of Diagnosis and Treatment，SameerA. Ansari, et al. Neuroimag Clin N Am 19 (2009) 257–270，doi:10.1016/j.nic.2009.01.007

（二）低位颈动脉斑块

我们常说的低位斑块一般是指斑块上缘水平位于 C_5 椎体上缘水平以下。这种斑块可以局限于颈总动脉，当然也可以蔓延到颈内动脉。在显露上最主要的方法是向下牵拉切口浅层软组织、部分切断或者完全切断肩胛舌骨肌，以打破颈动脉三角的内侧边，获得更大的显露范围（图 4-4）。在完全切断肩胛舌骨肌之前，需在切开位置的两侧予以丝线结扎标记，否则在关闭切口时可能会因肌肉向两端收缩而难以找到切开肌肉的两端。

如果斑块位置已经在 C_7 水平，则手术难度大，单纯 CEA 风险较高，最好在复合手术室进行。

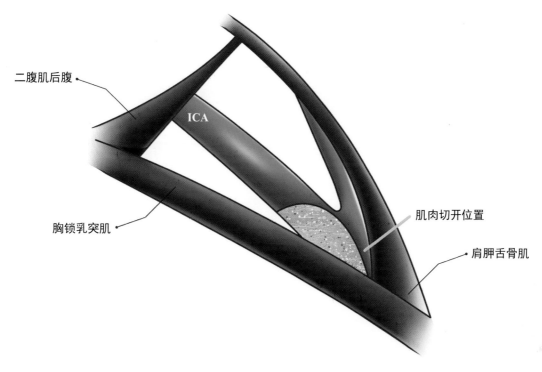

二腹肌后腹

ICA

肌肉切开位置

胸锁乳突肌

肩胛舌骨肌

▲ 图 4-4 低位颈动脉斑块的显露

（三）颈动脉迂曲

颈动脉颈段的迂曲（图 4-5）也是临床可以遇到的情况。患者的症状（如头晕）不一定单纯因颈动脉狭窄造成，很可能与颈动脉迂曲有关。甚至在有些病例，患者不存在颈动脉狭窄，其症状在将迂曲的颈动脉截短吻合后得以改善。对于伴有颈动脉迂曲的颈动脉狭窄患者，外翻式 CEA 因可以截短颈内动脉，可能是更好的选择。

二、H 颈动脉鞘

（一）H 颈动脉鞘的概念

经典的颈动脉鞘概念，是包绕颈动脉、颈内静脉及迷走神经的结缔组织鞘膜，属于颈深筋膜结构。虽然这一概念已为解剖学界所接受，但是作者通过多年的显微神经解剖研究和 CEA 临床实践，认为将这一结构命名为"颈动脉鞘"不甚恰当。首先，这种命名易引起误解，令人以为鞘内只有颈动脉。其次，无论在尸体标本的解剖研究中，还是临床手术实践中，我们都不太容易发现这个包绕着颈动脉、颈内静脉和迷走神经的结缔组织鞘膜，最主要是这个"鞘"的结构不甚明确，而只是胸锁乳突肌前缘的一层筋膜结构；但是在解剖游离颈动脉时，却可以明确发现一层仅仅包绕颈动脉血管到鞘膜结构。当然，解剖学者可以把这层颈动脉、颈内静脉和迷走神经外围的结

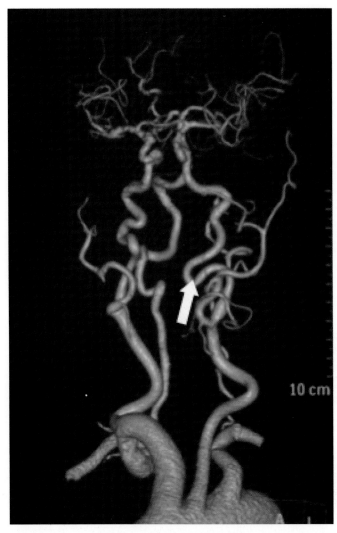

▲ 图 4-5　颈内动脉迂曲（白箭）

缔组织命名为"颈动脉鞘"；但是至少在 CEA 手术中，这一结构并不明显，也不具有太大的实际
意义。

　　在实际手术中，术者可以清楚地辨认出颈动脉周围的确存在一层非常明显的结缔组织鞘，这一
结构只包绕颈动脉，并向上蔓延至颈内动脉和颈外动脉。为避免与已有概念相混淆，这个结构作者
称之为"H 颈动脉鞘"。作者认为这是真正临床意义上的颈动脉鞘。一般而言，这层 H 颈动脉鞘的
厚度为 0.2～0.3mm，质地韧，完全可以承受丝线悬吊的张力。正是因为存在 H 颈动脉鞘，我们可
以通过牵拉颈动脉鞘，即"拽地毯"的方式将深在的颈动脉抬起来，并旋转到有利于术者操作的位
置（图 4-6）。

　　在 H 颈动脉鞘外侧方内层，我们常可以探查到粗大的白色条索状的迷走神经干（参考第 3 章
图 3-4）。在 H 颈动脉鞘外侧方外层，可以见到深蓝色的颈内静脉（参考第 3 章图 3-11）。在使用
丝线悬吊 H 颈动脉鞘时，应避免损伤上述结构。

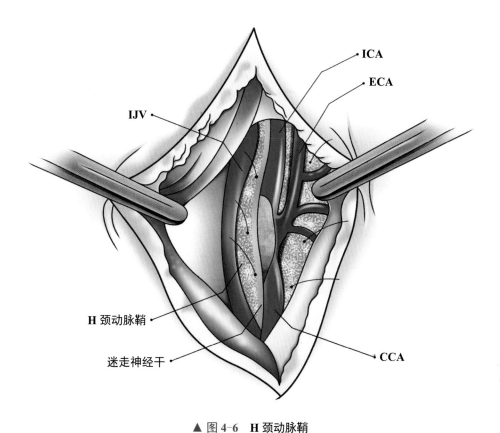

▲ 图 4-6　H 颈动脉鞘

ECA. 颈外动脉；ICA. 颈内动脉；CCA. 颈总动脉；IJV. 颈内静脉

（二）H 颈动脉鞘的剥离程度

　　H 颈动脉鞘是一层结缔组织膜，术者可以根据需要对其进行剥离。有时术者会发现，在剥离一层鞘膜之后，颈动脉壁外层还有一层甚至多层较薄的鞘膜可以剥离。这就是我们讨论的 H 颈动脉鞘的剥离程度问题。

　　总体来讲，H 颈动脉鞘的剥离程度以适中为最佳。但是对于初学者，因为没有认识到 H 颈动脉鞘的最佳剥离程度，可能会出现剥离不足或者剥离过度的情况。剥离不足会导致血管壁外层遗留较厚的结缔组织膜。在术中剥离完斑块，缝合的过程中，这层结缔组织膜因移动性较大，可能会出现缝合进针时仅仅穿透了鞘膜层，而没有带上血管壁的情况，这可能造成缝合后漏血；还会出现缝合时部分鞘膜滑进血管腔内的情况，这可能造成术后腔内血栓形成。这需要术者在手术中进行一定程度的干预，剪除影响操作的鞘膜，尽可能早期纠正问题。

　　如果 H 颈动脉鞘剥离过度，则可能是术者误把血管外膜当作了鞘膜，造成血管壁外膜损伤。在剥离完斑块之后，术者会发现局部的血管壁异常薄弱，这时需要在薄弱处特别加固缝合（8 字缝合较为方便），尽可能封闭薄弱的血管壁部位。如果薄弱部位较宽大，血管可能因加固缝合产生严重狭窄，则可以不直接缝合血管，而缝合外面已剥离的 H 颈动脉鞘以包裹相对薄弱的部分。这种缝合不能只在鞘膜切口层面进行，还应根据情况进行必要的钉合，将 H 颈动脉鞘与血管壁薄弱部分牢固地钉在一起，起到确切的加固作用。

三、颈动脉整体旋转

颈动脉的整体旋转，是术者必须要理解的一种颈动脉分叉区解剖变异。在实际的 CEA 手术中，大多数情况下颈动脉分叉部会以 Y 形呈现给术者；但在少数情况下，尤其是 70 岁以上的老年患者，其 Y 形分叉通常会向后外侧旋转，从而以 I 形呈现给术者。如果偏巧患者的甲状腺上动脉自颈总动脉发出（术前 CTA 或者 DSA 可以看到），则极易对初学者造成迷惑。初学者可能因为没有充分探查隐藏在深部的 ICA，而误把颈外动脉主干当作颈总动脉，颈外动脉的分支当作颈内动脉和颈外动脉。这种误判虽然不一定对患者造成严重伤害，但也会是重大的手术失误，导致本应该被剥脱的颈动脉斑块被遗留，而手术仅仅在颈外动脉进行（图 4-7）。

如何避免这一失误？首先，尽可能充分显露颈动脉分叉部，尤其是对于初学者，切口长一点不会有什么坏处。其次，时刻保持对颈动脉旋转的警惕性，可以令术者在遇到这种情况时充分解剖，辨认准确。最后，如果发现患者的颈内动脉、颈外动脉都很细，而甲状腺上动脉相对较粗时，也要高度警惕，因为这很可能是误把颈外动脉的分支当成颈内动脉及颈外动脉主干。

颈动脉整体旋转造成的另外一个困难是手术部位较深。颈内动脉被颈外动脉覆盖，如果不进行人为的牵拉，则 CEA 无法进行。此时，可以采用"拽地毯"的技术，即模仿通过拽地毯使得地毯

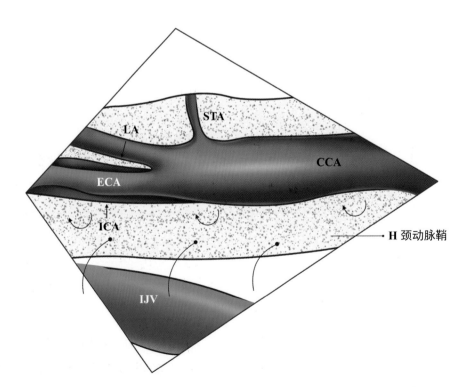

▲ 图 4-7 颈动脉旋转后，颈内动脉位于深部，上方仅可见到颈外动脉

ECA. 颈外动脉；ICA. 颈内动脉；CCA. 颈总动脉；STA. 甲状腺上动脉；LA. 舌动脉；IJV. 颈内静脉

上的家具倾斜的办法，将底部的颈内动脉提升到上方。在 CEA 术中，H 颈动脉鞘就是"地毯"，颈动脉就是地毯上的"家具"。在纵行切开 H 颈动脉鞘之后，通过将 H 颈动脉鞘靠近术者一侧（外侧）进行牵拉，可以使得颈动脉向浅部提升并向内侧旋转，达到非常好的工作角度（图 4-8）。在大多数 CEA 中，牵拉术者一侧的 H 颈动脉鞘即可满足手术的要求。某些病例中如果单侧牵拉效果不满意，可以对 H 颈动脉鞘进行双侧牵拉，即再把术者对侧的 H 颈动脉鞘悬吊牵拉，令颈动脉向浅部移动。

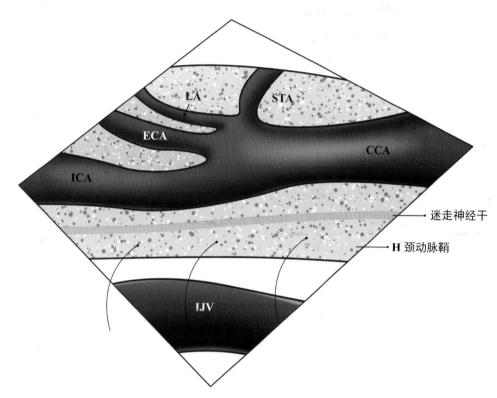

▲ 图 4-8　通过"拽地毯"技术，使得原来位于深方的颈内动脉得以显露
ECA. 颈外动脉；ICA. 颈内动脉；CCA. 颈总动脉；STA. 甲状腺上动脉；LA. 舌动脉；IJV. 颈内静脉

四、颈动脉斑块的相关问题

（一）颈动脉斑块的实际位置与影像学表现的差异

我们在临床实践中，会发现一个有意思的现象，即颈动脉斑块的实际位置与影像学检查结果不符。无论是 CTA 还是 DSA，常常发现斑块完全局限于颈内动脉起始部，与颈总动脉无关；然而，术中发现颈动脉斑块累及颈总动脉与颈内动脉起始部的非常多（图 3-2 及图 3-4）。我们发现，斑块上缘的位置与影像学检查结果往往一致，而斑块下缘的位置通常都在颈总动脉。这一点需要初学者引起重视，切勿因为 CTA 或者 DSA 显示斑块局限于颈内动脉，术中就仅仅切开颈内动脉，而不处理颈总动脉内的斑块。这会在术后复查 CTA 或者 DSA 时令术者面临很尴尬的处境。

（二）颈动脉斑块钙化

颈动脉斑块的钙化分为几种形式，常见的有钙化团块（图 4-9）、钙化斑片及钙化点。另外，从质地来讲，钙化团块及斑片又可以分为松脆和坚硬两种。

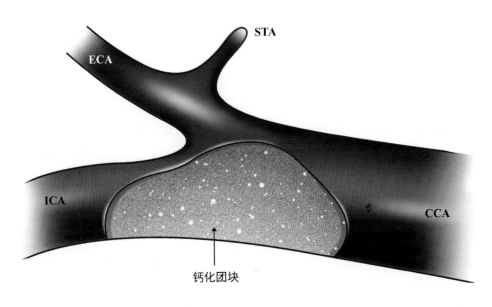

钙化团块

▲ 图 4-9　钙化团块
ECA. 颈外动脉；ICA. 颈内动脉；CCA. 颈总动脉；STA. 甲状腺上动脉

总体而言，钙化团块虽然体积较大，但是多数情况下处理相对简单。在坚硬与松脆两者之中，坚硬的反而更易处理。当然，常规的自管腔剪开坚硬团块是不太可能的，此时我们可以切开坚硬团块表面的血管壁，并向两侧延续到正常管腔范围。然后，可以紧贴钙化团块表面剥离血管壁，从而将其整块剥除。对于坚硬的钙化斑片，也可以同法处理。不同的是，对于钙化斑片可以尝试使用回头剪，将斑片与血管壁一起剪开，再予以剥离。如果尝试使用回头剪仍然剪不开，则需要按照上面处理钙化团块的方法予以整体剥除。

对于松脆的团块或者斑片，处理起来相对费时。术者无法一次性将其整体切除，而是分次分块切除。处理方法无特殊之处。

对于经上述方法处理仍然残存的钙化斑片或者钙化点，如果其与血管壁粘连过于紧密，则无须强行剥除。这种斑片或斑点被血流冲掉的可能性很小。强行剥除不仅无益，反而有害。剥除后血管壁可能很薄，或者有动脉夹层形成。这种情况如果不进行修补、加固、钉合，则可能导致术后意外出血或者血管急性闭塞。

（三）颈动脉闭塞

颈动脉闭塞目前仍然未被认为是 CEA 的手术指征。当然，随着介入技术的进步，复合手术室的使用可以使一部分闭塞病例通过 CEA 成功再通。对于这些成功病例，作者是非常认可并且赞叹的。但是，有一些事情还是需要详细说明，作为初学者的参考。

1. 颈动脉闭塞，一定要分清真性闭塞还是假性闭塞。如果患者的 CTA 显示颈动脉闭塞，但是 DSA 显示有微弱血流通过颈内动脉；或者 CTA/DSA 显示颈动脉闭塞，但是超声发现有血流通过颈内动脉，则不能称作颈动脉真性闭塞。这种假性闭塞病例是可以做 CEA 的，并不违反手术原则，而且效果通常会很好。

2. 患者的确是颈动脉真性闭塞，但是有明确证据证实闭塞发生于近期（通常指 2～3 周之内）。例如患者半个月前门诊 CTA 发现颈动脉重度狭窄，已经确定手术治疗，但术前复查 CTA/DSA 发现颈动脉闭塞，则可以断定闭塞于两次检查之间发生。这种情况下 CEA 手术虽有风险，但是通常可以成功完成。如果备有 Fogarty 球囊导管，则万一术中发现血栓较长，超过了显露范围，也可以采用球囊导管拉栓技术开通，保证手术顺利进行。这种情况需要向患者及家属充分交代，CEA 是值得一试的良好选择。

3. 对于未知闭塞时间的慢性颈动脉真性闭塞患者，由于无法准确判断斑块上端位置（DSA 观察对侧颈内动脉造影情况，以及高分辨率 MR 有一定帮助），单纯的 CEA 手术成功率不高，术者需要有一定的冒险精神，患者及家属也需要接受不成功的风险。在复合手术室借助于球囊导管或者支架，有可能将近段闭塞的颈内动脉成功再通。单纯的介入支架再通也是有可能成功的。但是目前对于这一类患者的治疗应谨慎，尤其是对于 CEA 初学者。

五、显露过程中的问题

（一）胸锁乳突肌和颈内静脉的显露、意外出血

对于手术操作熟练的医师来说，由于术中解剖层次清晰，避开了不必要的显露，手术整体过程会相对简洁明了。但是作为初学者，因为经验不足，常会对某些并不重要的结构加以显露，并且花费较多的时间去处理随之而来的问题。作者本人也经历了这一阶段，最常见的不必要操作是在显露 H 颈动脉鞘之前，对于胸锁乳突肌和颈内静脉的显露，并花费时间处理肌肉和静脉出血。

标准的手术切口是在胸锁乳突肌前缘行直切口。如果按照标准的切口位置切开，初学者常常因层次辨识不清而切入胸锁乳突肌内，造成肌肉出血。处理出血一方面耗费了术者的时间和精力，一方面令术野不干净，解剖层次不分明。有经验的术者往往会把切口线向内侧平行移动 1cm（图 4-10）。此切口下方一般没有胸锁乳突肌阻挡，可以直接进入颈前区筋膜层。以这种切口切开皮肤、颈阔肌后，即可直视胸锁乳突肌前的筋膜间隙。沿此间隙进行解剖分离，基本上不会出血。如果开始经验不足，可以使用血管钳钝性分离一部分软组织并向浅层挑起来，辨认里面没有神经 / 血管结构后剪断。在有一定经验后，建议术者以锐性分离为主，可以有效减少牵拉损伤，并使对颈

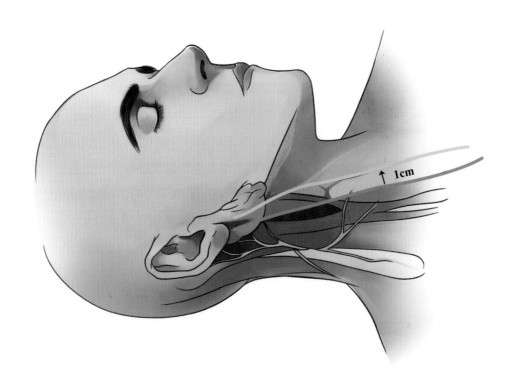

▲ 图 4-10　皮肤切口的移动，蓝线为经典切口位置，黄线为向内移动后的位置

动脉的干扰达到最低程度。这一胸锁乳突肌前的筋膜结构，就包含有经典意义的颈动脉鞘，尽管这层鞘膜并不十分明显地呈现出"鞘"的结构。在血管重建后，我们的橡胶引流片也是放置在这层筋膜内，即经典的颈动脉鞘鞘内引流。

　　同时，这种切口设计会在很大程度上避免了颈内静脉的显露。虽然颈内静脉紧邻颈动脉，两者的间隔只是 H 颈动脉鞘，但是熟练的术者通常会在解剖 H 颈动脉鞘时不触碰颈内静脉内侧壁，并且在剪开 H 颈动脉鞘后向外牵开鞘膜（即本章第 3 节提到的"拽地毯"技术），部分遮盖住颈内静脉。这一技术既使得颈动脉向浅层移动便于操作，又对颈内静脉形成了保护，可谓一举两得。而初学者在术中常可能会分离出颈内静脉，并需要对其进行保护。这大多是由于皮肤切口靠后，解剖出了颈内静脉外侧壁造成的。个别时候颈内静脉可能会因为术中牵拉或意外损伤有小的破口，造成中等速度的出血。对于静脉壁未完全撕裂的缓慢渗血，压迫止血可以奏效。如果静脉壁破口很小，可以使用低功率电凝止血。如果破口较大，作者推荐使用 7-0 血管缝合线缝合止血，这种方式最为可靠。术者可以左手持无创镊子夹住破口，令出血速度变慢；右手持显微针持，单纯缝合或者 8 字缝合。助手以吸引器帮忙吸除缝合处血液，显露破口。通常一针即可有效止血。

　　如上面所说的，有经验的术者常采用向内平移的皮肤切口，术中颈内静脉被牵拉到操作区域之外，基本上不会干扰手术进程。

（二）面总静脉、颈横神经及耳大神经的处理

面总静脉和颈横神经都是横跨颈动脉区域的结构。在实际手术中，我们可能会见到这两种结构各自以不同的存在形式。

经典的面总静脉为一支较粗大的血管，收集面部静脉血并引流入颈内动脉。如果面总静脉的位置较高，而颈动脉分叉 / 斑块的位置较低，则面总静脉并不影响手术操作，无须特殊处理。如果略有遮挡，可以通过向一侧牵拉静脉的方式解决。如果面总静脉直接遮挡颈动脉分叉部的血管操作区域，则可以结扎剪断，解除遮挡。

有时面总静脉并非经典的一支粗大血管，而是数支较细的血管并行。在不影响手术操作时无须特殊处理，但是如果遮挡颈动脉分叉，则可以根据需要结扎后剪断一支或数支静脉血管，使得手术得以顺利进行。

颈横神经与面总静脉的处理原则类似。如果颈动脉分叉 / 斑块位置较高，而颈横神经位置较低，则颈横神经可能未在术野出现，或者虽然出现但无须特殊处理。有时颈动脉分叉位置略低，颈横神经横跨手术区域，这时可以通过"充分游离"的方法使得颈横神经得以松解，显露较长的长度。此时虽然颈横神经仍然横跨颈动脉分叉区，但是基本上不影响手术进行（参考第 2 章图 2-6，图 2-7）。如果在缝合血管时颈横神经对操作有所干扰，只需要在缝合到邻近颈横神经时从神经下方绕过即可，无须切断神经。

耳大神经的走行斜跨切口上端，但是由于位置高且表浅，一般不影响手术操作。如果遇到位置较低的耳大神经干扰手术，则仍通过"充分游离"的方法增加其显露长度及移动度，使其不影响进一步操作。

六、颈动脉的切开及缝合

（一）颈动脉切开的位置

颈内动脉起始部的膨大部分称颈动脉窦，此处血管壁内有颈动脉窦压力感受器，具有自主调节血压的功能。颈内动脉与颈外动脉之间的位置有颈动脉化学感受器（颈动脉体），有自主调节呼吸的功能。

颈总动脉 – 颈内动脉的切开线也是比较有讲究的（图 4-11），建议大家于颈总动脉 – 颈内动脉血管长轴中间偏下方切开，不要过于靠近颈内动脉上方。

如果颈内动脉的切开线比较接近血管长轴中间偏上方，也就是邻近颈动脉窦内侧壁面向颈外动脉的部位。此处也是颈动脉化学感受器（颈动脉体）的位置，血管壁较厚，还有较多的结缔组织相邻。在此部位切开血管壁时很简单，但是在剥除斑块后，缝合血管壁的过程中，术者会发现切口两侧血管壁的厚度有很大差异，外侧薄，内侧厚。对于初学者来说，有时会把外侧血管切开缘与内侧

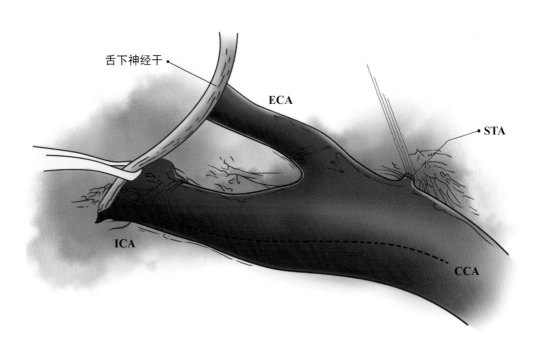

▲ 图 4-11　颈动脉的切开位置
ECA. 颈外动脉；ICA. 颈内动脉；CCA. 颈总动脉；STA. 甲状腺上动脉

血管切开缘的底部缝合在一起，这在一定程度上容易造成管腔狭窄和闭塞。万一遇到这种情况，必须把外侧较薄的血管切开缘和内侧较厚的血管切开缘尽可能按照原始状态全层对合缝合。

按照图 4-11 所示，切开线位于血管长轴中间偏下方可以避免上述问题，血管壁缝合的层次很清晰。

当然，血管切开线也不能过于靠下（如贴近血管底面），这会给术者的缝合带来不必要的麻烦。

（二）颈动脉壁破裂：颈外动脉及分支、颈内动脉、颈总动脉

颈动脉壁破裂，是术中较为复杂而处理又较为困难的情况。依不同的部位和严重程度，作者将自己遇到的几种情况分述于下。

1. 颈外动脉及其分支出血

这是影响最小，处理最为简单的一类情况。一般是由于颈动脉斑块累及颈外动脉 – 甲状腺上动脉，而 CEA 术中常规不切开颈外动脉血管壁，剥离颈外动脉 – 甲状腺上动脉内的斑块时通常采用牵拉后剪断斑块根部的方法。这种牵拉有时因为斑块与血管壁粘连紧密而造成血管壁撕裂。小的裂口在损伤当时不一定能够发现，常见于血管壁缝合完毕，释放颈外动脉阻断钳时，表现为颈外动脉及其分支渗血或者喷血。处理方法是找准破口位置，阻断血管后加以显微缝合即可。或者不阻断血管，以无创镊子夹住破口，显微缝合即可。如果术者经验少，心理不稳定，而破口出血又较多时，为避免长时间阻断颈动脉，必要时可以结扎颈外动脉分支止血。

2. 颈总动脉出血

如果是缝合口局部喷血，加针缝合即可。有时因血管壁较薄，会从针孔处漏血。加针越多，漏血越多。此时可以用海绵棉片压迫 1min，观察多无漏血。如有漏血，继续压迫，直到无漏血为止。如果压迫较长时间仍不奏效，可以通过缝合 H 颈动脉鞘包裹压迫止血。

如果是缝合口范围以外的前壁及侧壁漏血，多为斑块粘连过紧，剥离斑块时所致血管壁撕裂。一般来说局部加针缝合即可。

有时术中会遇到颈总动脉背侧出血，这种出血较为隐蔽，术者一开始很难确定出血部位。释放颈外动脉阻断钳后，术者可以见到血流自血管后方上涌，而血管缝合口无喷血或同时有少量渗血。此时可以先阻断血管，处理缝合口喷血部位（如果有），然后逐一松开阻断钳并向切口最外（下）侧旋转，并重新阻断。阻断后再向切口上方旋转牵拉阻断钳，显露出颈动脉后壁（图 4-12）。松开颈外动脉阻断钳，寻找出血点并加以缝合。

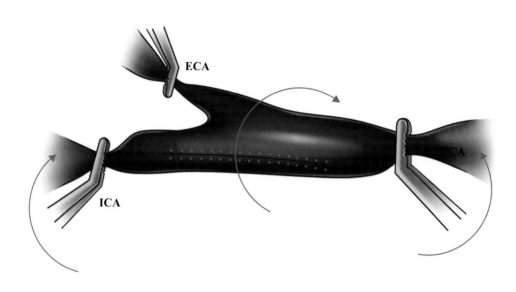

▲ 图 4-12　处理颈总动脉后壁出血
ECA. 颈外动脉；ICA. 颈内动脉；CCA. 颈总动脉

3. 颈内动脉出血

与颈总动脉出血处理方法相似，但是由于位置较高，操作空间狭小，处理起来更为困难，甚至极为困难。同样分为以下几种情况：①如果是缝合口局部喷血，加针缝合即可。同样如血管壁很薄，会从针孔处漏血。加针越多，漏血越多。此时可以用海绵棉片压迫 1min，观察多无漏血。如有漏血，继续压迫，直到无漏血为止。②缝合口以外的前壁及侧壁漏血，多为斑块粘连过紧，剥离所致撕裂。加针缝合即可。③颈内动脉背侧出血，风险最大，最难处理。多为斑块粘连紧密，剥离时撕裂颈内动脉后壁。如果在剥离斑块时即发现颈内动脉后壁破裂，应首先处理后壁，再缝合前壁切口。如当时没有发现，往往需要释放颈内动脉阻断钳并旋转颈内动脉才能发现破口位置。此时单纯依靠调整阻断钳角度很难显露破口位置，通常需要助手协助牵拉旋转颈内动脉，才能缝合破裂部位。由于空间狭小，操作难度较大。如果上述方法不能解决，则需要重新阻断血管，完全打开前壁缝合口，敞开血管内壁充分显露破口位置，自血管壁外进针并从破口对侧出针缝合血管后壁；处理好之后再重新缝合血管前壁切口，释放阻断钳。当然，这需要术者果断的决心与强大的毅力。

（三）术中颈动脉缝合口外膜渗血

术中颈动脉缝合口外膜会有轻微渗血。对于这种渗血，采用海绵棉片压迫即可。很多时候，渗血来自于外膜滋养血管或者针孔，压迫后会自然止血。需要提醒的是不要过多使用双极电凝，尤其是在处理紧邻缝合口位置的出血时，双极电凝的热效应会使得血管缝合线熔断，导致血管崩裂，术野大出血。这使原本就要结束的手术又要重新从头开始。

（四）术中 / 术后颈动脉闭塞

对于术者来讲，CEA 术中 / 术后颈动脉闭塞是一种严重并发症。患者可能因此出现偏瘫、昏迷，甚至因大面积脑梗死而导致生命危险。所以，术者对于这一情况应特别警惕。

如果术中有较为先进的监测措施，如超声多普勒、荧光造影、电生理监测或者复合手术室直接做 DSA，则可以早期发现术中颈动脉闭塞，使得术后再发现颈动脉闭塞的可能性会大为下降。但是，由于目前具备上述条件的手术室并不多，术者就必须面对实际条件的种种考验。

术者在动脉壁缝合结束，释放阻断钳之前，可以通过以下操作粗略判断是否存在缝合失误，将颈动脉前后壁缝合在一起以致形成颈动脉闭塞。以 5ml 注射器充满肝素盐水，针头更换为 1ml 注射器针头，从颈总动脉缝合口任选一点穿刺入动脉管腔内，加压注射肝素盐水。此时可以观察 2 点：①阻断区域内的颈动脉是否全程充盈；②缝合口是否有液体喷射出来。如果阻断钳近心端的颈内动脉全程充盈，则因手术缝合导致颈内动脉闭塞的可能性很小。如果缝合口有局部液体喷出，可在此处加针缝合，避免释放阻断钳后漏血。

如果加压注射发现阻断钳近心端的颈内动脉未完全充盈，术者应高度警惕缝合失误导致颈内动脉闭塞。此时可以按照"外 - 总 - 内原则"依次释放阻断钳，观察颈动脉充盈程度。如果发现颈内动脉远端管壁完全塌陷，或者缝合部位局部塌陷，在没有术中荧光造影、术中超声多普勒或者 DSA 等客观检查的条件下，建议术者重新阻断血管并切开缝合口探查，是否存在缝合失误。虽然这个过程会使术者非常痛苦，但是为了避免术后颈动脉闭塞的意外发生，依然建议术者打开血管壁进行检查。如果发现确有腔内血栓形成、血管壁闭塞，当时即可处理。清除血栓，重新缝合。这样多可以使得血管畅通。

术后颈动脉闭塞除上述的缝合失误所致以外，还有一个常见原因，即颈内动脉远端夹层形成。颈动脉粥样硬化是一种累及颈动脉全程的病理改变，换言之，斑块是没有一个明确边界的。只是由于斑块薄厚不同，导致管腔狭窄程度不同。在成功剥离了颈动脉斑块的主体之后，斑块必然存在近远两个残端。由于颈动脉内血流的流向是从近到远，近端的斑块残端是不会被冲出夹层的。但是，血流会冲击远端斑块残端，使其存在形成夹层的可能（图 4-13）。

随着显微技术的普及，CEA 的远端残端处理越来越精细，大多数情况下术者可以在显微镜下准确剪除远端残端的漂浮毛刺和片状突起，使得残端变得整齐光滑，贴壁良好。这极大降低了夹层形成的可能性。但也不能彻底避免远端夹层形成。如果远端残端处理不好，有明显的片状突起，则被血流冲击后形成夹层的机会大大增加。这就会在术后早期形成管腔内血栓，引起血管闭塞。

在之前的操作细节上，我们曾经提到过连续缝合的起点和终点必须超越血管壁切口长度。这在一定程度上可以将斑块的近远两个残端固定于血管壁上，从而降低远端夹层形成的风险。

导致颈动脉闭塞还有一个原因是动脉中膜斑片状撕脱，会在下一节进行专门的讨论。

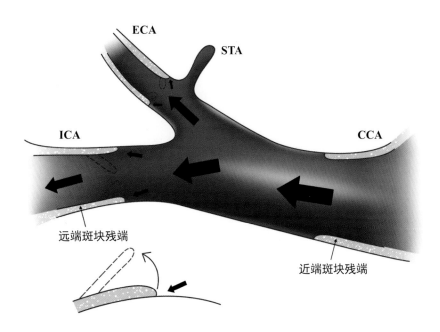

▲ 图 4-13　血流冲击颈内动脉及颈外动脉残端导致夹层出现的可能性
ECA. 颈外动脉；ICA. 颈内动脉；CCA. 颈总动脉；STA. 甲状腺上动脉

（五）术中血管中膜损伤：裂痕、斑片撕脱

图 4-14 为正常血管壁。图 4-15 为动脉粥样硬化的血管壁。我们进行 CEA，剥离的是内膜和斑块，遗留的中膜层是基本完整的。但是在某些情况下，即使斑块得以整块顺利剥脱，还是会发生血管中膜损伤的情况。这种情况有两种常见的表现形式，即中膜裂痕和斑片撕脱。

中膜裂痕是比较轻微的损伤，术者可以在大块斑块剥除后，观察到血管中膜的完整性被一丝裂痕破坏，出现了一束不足 1mm 的环形（或者半环形）薄弱血管壁。这种裂痕的长轴多数情况下与血管长轴相垂直（图 4-16）。对于这种裂痕，一般不需要特殊处理。只有在特殊情况下，术者在分离 H 颈动脉鞘的过程中游离过度造成血管外膜很薄，导致血管壁在中膜裂痕处仅存在菲薄的外膜结

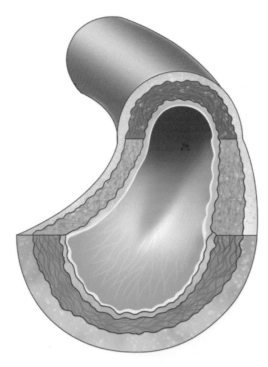

▲ 图 4-14 正常血管壁结构，分为外膜、中膜（肌层）和内膜结构

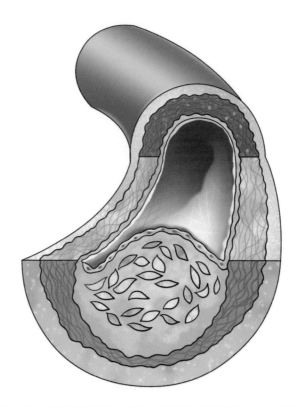

▲ 图 4-15 动脉粥样硬化血管壁，斑块形成后管腔变窄，肌层变薄

构，这就需要术者予以缝合加固。这种缝合应该沿着血管纵轴进行，将两边的中膜层缝合在一起，消除中间的中膜裂痕（图 4-17）。血管会在一定程度上缩短，但是并不会对血流造成严重影响。

中膜的斑片撕脱是相对严重的损伤，术者在大块斑块剥除后，可以见到血管中膜呈斑片状撕脱，中膜与外膜间出现一个明显的空间，形成囊袋状的盲端（图 4-18）。对于这种中膜撕脱，必须

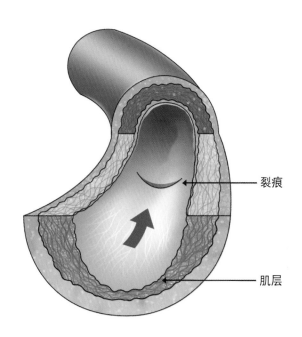

▲ 图 4-16　中膜裂痕
斑块剥离后，中膜产生裂痕。红箭为血流方向

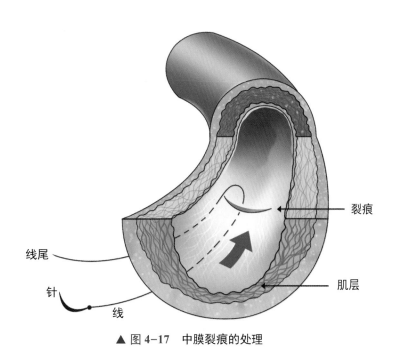

▲ 图 4-17　中膜裂痕的处理

予以钉合处理，将中膜与外膜固定在一起，消除囊袋状盲端，否则术后极易形成动脉夹层，导致动脉闭塞甚至破裂。钉合方向垂直于血管纵轴，应从血管壁外进针，刺入管腔后再从管腔内向外出针，于血管壁外打结（图 4-19）。钉合会使管腔局部狭窄，血管内壁不光滑，但是这属于不得已而采用的必要手段，即使有些小的缺陷也必须使用。

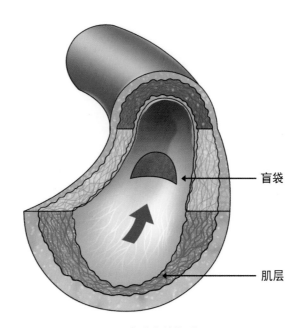

▲ 图 4-18　中膜斑片撕脱

斑块剥离后，中膜呈斑片状掀起，产生盲袋状结构，红色箭头方向的血流冲击可使其逐步扩大，形成血管夹层

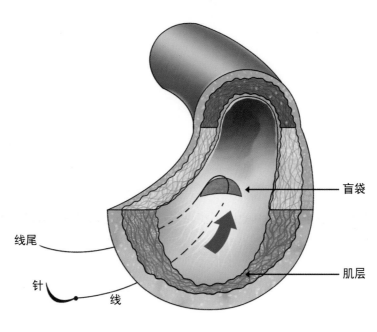

▲ 图 4-19　中膜斑片撕脱的处理

（六）术后动脉性血肿、静脉性血肿和迟发性血肿

1. 动脉性血肿

即使术者再熟练，再小心，缝合得再完美，也不能完全避免术后动脉性血肿。

在独立完成 CEA 手术的前 4 年，作者没有遇到过术后动脉性血肿的病例。但是作者一直遵循石祥恩教授的教导，术后保留气管插管 8h 以上，其主要目的在于预防早期动脉性血肿压迫气管导致的致死性窒息。在数年的风平浪静之后，作者感觉这种严格的规则似乎应该有所松动。毕竟这么多的患者从未出现早期动脉性血肿，反倒是一部分患者因为长时间保留气管插管出现了一过性声音嘶哑、喉部不适和肺炎，而且患者往往因不耐管需要镇静，被送往 ICU 治疗，增加了治疗费用。

但是在独立进行 CEA 的第 5 年，作者遇到了第 1 例术后早期动脉性血肿。一个术中缝合非常顺利，且术中反复观察没有任何漏血的病例，在 ICU 观察了 3h 后，出现了颈部动脉性血肿。患者颈部切口张力高，引流片向外渗血。患者意识清楚，四肢活动无障碍。由于有气管插管内撑式的保护，患者的颈部血肿并未造成气管受压变窄，呼吸自如。这使得术者可以从容不迫地向患者家属交代病情，安排手术清除血肿。术中发现，原来缝合的地方确有一处两针间距略宽（约 2mm）的地方喷血，考虑出血原因与术后血压波动有关。在喷血部位补充缝合 1 针即确切止血。设想如果没有气管插管，医师遇到术后颈部血肿可能会倍感紧张。在某些情况下，即便可以床旁行急诊气管插管，但血肿已使气管塌陷并移位，插管难度可想而知。

2. 静脉性血肿

术后的静脉性血肿常为术中小静脉止血不彻底，加上患者服用抗凝药不易止血所致。一般来说，大部分的静脉性血肿是不需要手术治疗的。患者多表现为手术区域逐步出现的皮下肿胀，质地韧，但是切口无张力。肿胀常在达到一定程度后不再扩大，患者也没有呼吸困难及其他特殊异常。如果面积不大，可以观察，待其自行吸收。如果面积较大，可以外敷硫酸镁减轻软组织水肿。如果血肿面积很大，而且进行性加重，可以手术探查。

3. 迟发性血肿

迟发性血肿较为罕见。作者近年来遇到 2 例迟发性血肿，一例为动脉性，另一例为静脉性，均发生在术后 5～7d。2 例患者在 CEA 术中均确认动脉壁缝合良好无漏血，静脉止血彻底，术后复查 CTA 显示颈动脉斑块剥脱满意，血管通畅，无其他异常。目前对于 CEA 术后迟发性血肿研究不多，作者推测其形成原因与患者血管壁顺应性下降导致血流冲击耐受能力差，血管内皮重塑功能差以及使用抗凝药有关。这种迟发性血肿因其原因不清，作者建议都应采用手术处理。术中发现 2 例患者动脉壁缝合口均正常。动脉性血肿出血点位于颈内动脉壁切口远端的背侧，静脉性血肿出血点位于颈内静脉在动脉壁切口远端的相应位置。动脉性血肿患者经缝合处理，二次术后发生了脑梗死而预后差。静脉性血肿患者经电凝及压迫止血处理，术后恢复良好。

七、血管阻断的相关问题

（一）阻断过程中斑块脱落、术后脑梗死

在颈动脉狭窄患者的日常生活中，斑块脱落的风险其实随时存在。在任意时候，由于血流冲击脱落的小栓子都会导致患者不同程度的脑缺血，产生诸如头晕、黑矇、肢体无力、言语含混等症状。大的斑块脱落可能导致大脑中动脉或大脑前动脉主干闭塞，导致大面积脑梗死甚至生命危险。在 CEA 手术过程中，血管阻断的过程必然伴随着斑块脱落的风险。这一风险虽无彻底避免的可能，但如果在操作细节上加以注意，是可以降低手术操作所致脑栓塞的风险的。

第一，在摆手术体位的过程中，不要反复、过度旋转患者颈部，不要用手指去触摸定位颈动脉。尤其在初学者，这种在皮肤上触摸颈动脉搏动的办法往往需要较大的力度按压，而这种生疏的按压操作可能会导致不稳定斑块的脱落，因此应该尽量避免。

第二，在手术游离颈动脉的过程中，也要特别注意对于颈动脉的触碰。如果需要通过触摸获得颈动脉具体位置，需要局部用生理盐水湿润后，以指腹轻轻触摸，禁止推挤、按压及捏挤。解剖 H 颈动脉鞘时，应沿平行血管长轴方向游离，禁止垂直血管长轴方向游离（图 4-20）。为避免对血管过多的干扰，可以在预留出充分的阻断位置后，保留颈动脉背侧的 H 颈动脉鞘贴于后壁，不做游离。

第三，在已经阻断血管后，如果由于各种原因需要调整阻断钳位置，一定要注意以下原则：①阻断钳必须由阻断点向阻断区域以外移动，使得阻断区域变大；②切勿由阻断点向阻断区域内部移动，使阻断区域变小。例如发现颈内动脉的阻断钳没有完全夹闭颈内动脉，则只能由原始阻断点

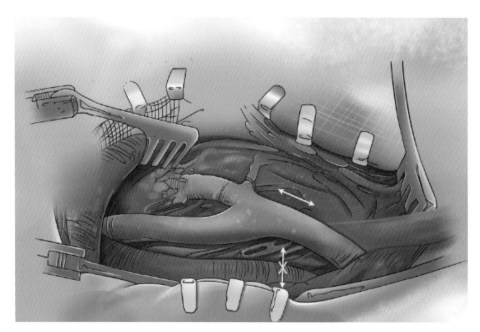

▲ 图 4-20　游离 H 颈动脉鞘的方向，垂直血管长轴方向的操作应禁止

向远端移动，扩大阻断范围。这样即使原阻断点斑块受钳夹脱落，在调整位置时松开颈内动脉阻断钳后，远端反流血会将其冲至原阻断区域内。当在原阻断点远心端重新阻断后，则可以切开颈动脉，处理原阻断点松动的斑块。这样操作，即使初次阻断对斑块有损伤，术者也可以在重新阻断后妥善处理斑块，从而避免在释放所有阻断钳后，松动的斑块被冲向脑内（图 4-21）。相反，如果颈内动脉的新阻断点位于原阻断点近心端，则在释放所有阻断钳后，原阻断点松动的斑块可能被血流冲入颅内，导致脑栓塞。

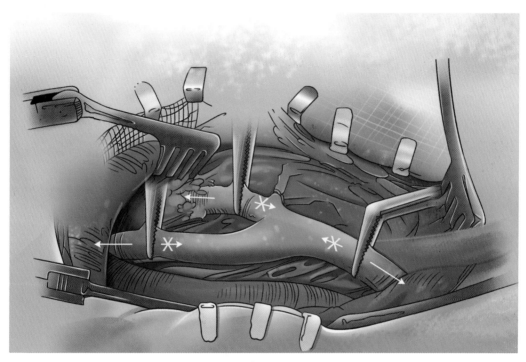

▲ 图 4-21　调整阻断钳的位置

　　同样，如果发现颈总动脉的阻断钳未完全夹闭，则只能由原阻断点向近心端移动，扩大阻断范围。这样即使原阻断点斑块脱落，在调整位置时松开颈总动脉阻断钳后，近心端血流会将其冲至原阻断区域内。在原阻断点近心端重新阻断后，则可以切开颈动脉，处理阻断点松动的斑块，避免了斑块在释放所有阻断钳后被冲向脑内。

（二）术中血管阻断不全、漏血

　　术中血管阻断不全，会导致术者在切开动脉壁后，管腔内持续渗血甚至喷血，术野不清晰，手术无法顺利进行。

　　在此需要提出，当术者完成阻断后，应以穿刺针抽吸管腔，观察是否存在管腔塌陷后再次充盈的情况。如果管腔再次充盈，则不能切开血管管腔，需要按照下述方法明确是哪一支血管阻断不全，并予以重新阻断后，血管不再充盈再切开。

　　但是有时候由于某些原因，如阻断钳/动脉瘤临时阻断夹在切开血管壁之后的操作过程中发生了意外的移位，则术者仍会遇到管腔漏血的情况。这种情况下术者比较被动，需要尽快阻断漏血的血管，恢复术野清洁，继续完成手术。初学者可以参考下述方法判断并处理。

　　最常见的阻断不全原因是隐蔽的咽升动脉未被发现。在作者目前所读过的解剖学著作中，咽升动脉均被描述为从颈外动脉起始部后壁发出。但是作者从多年来的解剖学研究和手术实践中发现，完全符合这一解剖描述的咽升动脉不超过20%，在实际情况中其比例可能更低。更多的情况是，咽升动脉发出于更高位置的舌动脉水平以上，面动脉起始位置附近或远端。这种咽升动脉不会干扰CEA。因此，大多数情况下术者不需要刻意寻找咽升动脉并予以阻断。

　　但是，如果接受手术的患者的咽升动脉恰恰发自于颈外动脉起始部后壁，而术前的CTA/DSA上因咽升动脉太细而没有显影，那么按照常规的阻断方式，也就是术者仅需阻断颈外动脉、颈总动脉、颈内动脉和甲状腺上动脉。在术者完成所有血管的阻断后，抽吸颈动脉管腔内血液时，可能存在抽吸不净的现象，即血管管腔在抽吸后短暂塌陷，数秒后又恢复充盈状态。此时，应该探查颈外动脉起始部后壁，寻找到咽升动脉并以一枚动脉瘤临时阻断夹阻断。再次抽吸管腔内血液，如果管壁可以维持塌陷状态，则证实阻断不全是咽升动脉的原因。但有时抽吸管腔并不充盈，切开后出血，也要首先探查咽升动脉。

　　第二个比较常见的阻断不全原因是动脉内斑块硬化或者钙化，阻断钳局部受到硬物支撑而难以完全闭合动脉管腔。作者比较喜欢使用DeBakey阻断钳。这种阻断钳钳夹牢固，且对血管壁不造成损伤，非常适合阻断大血管如颈总动脉、颈内动脉等。但是在个别情况下，由于斑块形态不规则，质地不均匀，也有可能出现阻断不全的情况。此时首先需要判断到底是哪一根血管出现的阻断不全。可以用DeBakey无创镊子在阻断区域内依次夹闭颈外动脉、颈总动脉和颈内动脉，观察双重阻断哪一根血管时出血得以减缓或者终止。请注意一定是在原阻断区域内尝试双重夹闭，以避免斑块脱落脑栓塞的风险（可参考上文阻断过程中斑块脱落，术后脑梗死）。如果以DeBakey无创镊子夹闭颈外动脉时出血终止，则可以确定是颈外动脉阻断钳阻断不全。在原阻断钳远端（操作原则同上文，阻断区域必须扩大，禁止缩小）重新上一把阻断钳，之后释放原阻断钳，观察出血是否终止。如终止则证明新阻断钳阻断可靠。

　　按照作者的经验，在阻断不全出现的概率上，颈外动脉位列第一（多由于颈外动脉起始部斑块质地硬韧），甲状腺上动脉位列第二（常为动脉瘤临时阻断夹顶端夹住了深部的软组织，使得甲状腺上动脉未获完全夹闭），颈总动脉第三，颈内动脉最少见。

　　在特殊情况下（预期患者耐受阻断时间很短，如对侧颈内动脉闭塞、年龄大于70岁等），如果术者已经切开了颈动脉，发现管腔内不明原因的血液渗出，在按照上述方法快速探查无效时，为尽可能缩短有限的阻断时间，可以在颈外动脉根部以DeBakey阻断钳重新阻断。这个操作虽然有违阻断区域扩大原则，但是可以把来自隐蔽咽升动脉、颈外动脉主干及其他分支的血流屏蔽掉，在时间紧迫时可以作为特殊方法使用，多可奏效。

八、过度灌注

客观地讲，CEA 的目的就是要获得"过度灌注"，当然这是相对于患者术前的低灌注状态而言的。我们下面主要讨论的是真正意义上的对患者造成危害的过度灌注。医师通过 CEA，使得患者的颈动脉管腔通畅，颈内动脉血流成倍增加，从而改善脑血流。但是由于 CEA 没有办法做到对术后管腔的量化控制，只能将增生的斑块整体剥除从而"完全开通"血管，无法获得"部分开通"的效果，因此就有了血流过多、过度灌注的解剖学基础。同时，术前我们没有办法准确预测患者对脑血流增加的反应，无法预知 CEA 术后患者是否出现严重的过度灌注。这两点决定了术后过度灌注是目前 CEA 不可避免的风险之一。

按照严重程度划分，一般可以将术后过度灌注分为以下几类。

(1) 患者仅有轻微头晕、头胀痛、兴奋的表现，而查体及 CT/MR 检查无阳性发现。这种情况为轻度的过度灌注反应状态，无须特别处理，多可在 1 周左右自行缓解。

(2) 患者存在明显的头晕、头胀痛，可有幻觉，查体一般无阳性体征，部分患者会出现术侧球结膜充血水肿。CT/MR 检查可能会有阳性发现。CT 表现为手术侧脑组织密度轻微升高，且脑组织较对侧略肿胀。MR 平扫也会有手术侧轻微水肿的表现。这种情况为中度的过度灌注状态，可以通过静脉滴注甘露醇、激素并适当控制血压逐步缓解。

(3) 患者存在严重头痛，伴有肢体感觉或运动障碍，查体可有一侧肢体感觉运动异常，CT/MR 检查发现局灶性／大量脑出血。这种情况为重度过度灌注状态，需要根据患者病情的严重程度、血肿量及脑水肿情况选择保守治疗或者开颅手术。在多数情况下，体积不大，无进行性增加的局灶性脑出血可以通过保守治疗痊愈。而一旦发现患者颅内出血量大，意识障碍及其他脑疝表现则要果断开颅减压，保证患者生命安全。这种情况临床预后较差。

九、其他问题

（一）CAS 术后的 CEA

CAS 存在一定的再狭窄率。对待 CAS 术后的 CEA，除了经皮穿刺腔内成形术（PTA）和搭桥以外，最常采用的是两种处理方法：①再次 CAS；②改行 CEA。需要注意，CAS 的基本手术指征通常包含有极高位颈动脉斑块和放疗后颈动脉狭窄。这两种情况由于 CEA 手术难度较大，不做特别讨论。以下讨论主要针对的是常规位置的 CAS 术后再狭窄。

CAS 术后的特点就是血管内有金属支架。而在施行 CEA 之前，我们最需要重视并向患者交代两种情况。第一，支架位置是否在手术可及的范围内。如果 CAS 放置的支架位置超过 C_2 椎体上缘水平，则手术难度极大，难以显露支架远端的 ICA 而难以阻断。另外，有时支架下缘位置过低，位于 C_6 水平以下，难以显露支架近端的 CCA 而难以阻断。这同样会使 CEA 手术难度增加。第二，支架是否穿透血管壁或者与血管壁融为一体。虽然大多数情况下金属支架被斑块所包埋，与血管壁之间并无直接接触，较易与血管内膜剥离，但确有少数患者 CAS 术后出现支架融入血管壁的情况。尤其在 CAS 术后数年时间因再狭窄拟行 CEA 的患者，应特别交代这种情况。在极端病例中，金属支架与动脉壁完全融合而难以剥离，甚至支架金属丝穿透了血管壁，从管壁外即可见金属支架。我们尚不知道出现这种情况的原因，推测可能与支架材料、支架置入技术、CAS 术后时间过长或者患者个体因素有关。遇到这类情况，则不能强行切开血管壁取出支架，否则其后果可能无法通过手术弥补。如果条件允许，可以准备人工血管，万一血管壁完全破坏无法缝合，则可以使用人工血管替代。

术中可以按照常规的方法切开并剪开血管壁，因支架质地坚硬，剪开可能会导致器械损伤。术者的精细器械应尽量避免用于剪开支架。其后的剥离过程并无特殊，支架通常和斑块一起被剥离下来。

（二）二次 CEA

患者既往有过 CEA 手术史，因术后远期再狭窄可能需要接受二次 CEA。这对术者的技术要求亦较高。手术难度主要来自于初次手术后，颈动脉手术区域形成瘢痕组织，造成颈动脉与周围结缔组织粘连，层次不清。同时，颈动脉壁的弹性也不像初次手术时那样好。这就需要术者以较大的耐心仔细辨认颈动脉结构，并予以分离。否则，可能会造成分离过程中意外的颈动脉破裂，使得术者措手不及。

（三）术中心搏骤停

这是 CEA 极为严重的并发症之一。其预防重点在于麻醉程度不能过浅，推荐使用颈动脉窦局部阻滞，并尽可能减少对颈动脉窦及迷走神经的刺激。

一般来说，我们可以使用 1ml 注射器抽吸 0.2ml 利多卡因（2%），在颈动脉分叉部外膜下浸润麻醉，用量一般 0.1ml。这在一定程度上可以降低心搏骤停的发生率。但是请注意，此方法并非可以彻底避免术中心搏骤停。

一旦发生了心搏骤停的突发情况，术者必须立即终止任何操作，麻醉科医师静推阿托品及肾上腺素等抢救药物，可以配合胸部锤击。如果不成功，则立刻转入抢救模式，暂时终止手术。

再次提示，麻醉科医师在 CEA 手术中很重要。麻醉深度不能过浅，不能把手术操作刺激当作升高血压的手段。血压的调控应该以药物泵入的方法定量调节，保持血压在麻醉诱导过程中及之后的手术过程中稳定于平时的基础血压水平。基础血压水平是患者术前每日监测的血压水平，而不是患者进入手术室测得的入室血压水平。在阻断血管后，建议收缩压升高 20mmHg。释放阻断钳之后，血压可以恢复到基础血压水平。

（四）术后低血压

首先，对于颈动脉狭窄合并高血压的患者来说，其高血压与颈动脉狭窄引起脑供血不足，从而造成的代偿性血压升高有关。在斑块切除后，血流畅通，脑供血增加，这种代偿机制就会降低，所以很多患者原有的高血压在术后可以获得一定程度的改善。这种情况无须处理。

另外，由于颈动脉斑块长期存在，压迫颈动脉窦，破坏了颈动脉窦压力感受器的功能，术后患者可能发生暂时性的血压降低。患者在接受 CEA 之后，常有在术后 2～4h 内血压低于术前的情况发生，一般无须给予特殊处理。

但是，我们偶尔会遇到顽固性低血压的情况。这种现象不一定在术后立刻出现，常见于术后第 2～7 天。患者表现为在血容量充足的情况下，出现较为顽固的低血压，并且有低血压的相关临床表现如头晕，乏力等。一般来说，单侧的 CEA 手术即便造成颈动脉窦压力感受器或其神经传导损伤，如果对侧颈动脉反射完好，也不至于严重影响血压调节功能。此情况出现的机制不太明确。个别患者如果出现这种情况，可以在保证血容量充足的前提下，采用静脉泵入升压药如去甲肾上腺素等，先稳定住血压，然后逐步调整为口服药如米多君。地塞米松有降低全身应激反应和减轻局部组织炎性反应的作用，可以作为静脉辅助用药。

（五）CEA 的概念外延：ECA 的内膜剥脱

在某些 ICA 长期闭塞的患者中，CCA 及 ECA 都存在，且 CCA 末端和（或）ECA 起始部有明显的狭窄（图 4-22）。DSA 显示 ECA 经颅外 - 颅内吻合支向颅内供血（图 4-23）。如果患者有同侧脑缺血症状，或者客观检查发现同侧半球灌注 / 代谢下降，则可以行 CCA/ECA 的内膜剥脱。手

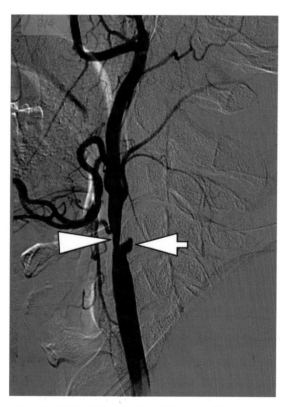

▲ 图 4-22　颈内动脉闭塞（白箭），颈外动脉起始部狭窄（白箭头）

术步骤与经典 CEA 基本类似，只是切开的是 CCA-ECA 血管壁，而非 CCA-ICA 血管壁。这种手术的效果往往要优于颞浅动脉 – 大脑中动脉搭桥，而且不需开颅，操作简单，风险不大。在具备上述条件的病例中，可以说是一个非常巧妙的思路，用简单方法解决了复杂问题。

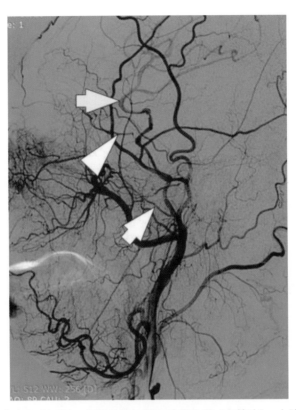

▲ 图 4-23　可见脑膜动脉（白箭）、经眼动脉与颅内动脉沟通（白箭头）、大脑中动脉显影（黄箭）

第 5 章　CEA 流程复习

Review of the CEA Process

本章内容是作者在首都医科大学三博脑科医院举办的颈动脉内膜剥脱术培训班的重点内容之一，意在使得各位初学 CEA 的医师在术前得以复习，重温一遍手术流程。尤其在术前一晚，如果术者能够把第 2 节的内容再看一次，基本上可以达到在术中操作按部就班，有条不紊。本内容经由各期学员反馈，均表示非常实用。在此分享给大家，希望可以为大家提供一份术前的参考清单。

一、术前准备

1. 常规入院术前检查

血尿便常规、生化、凝血、血型及各种免疫学检查（乙肝、丙肝、梅毒、艾滋病等筛查）、心电图、肺部 CT。

2. CEA 相关特殊检查

(1) 评估手术风险：超声心动图、头部磁共振。

(2) 评估血管狭窄程度、脑灌注及斑块稳定程度：CTA（DSA）、CTP、颈动脉血管高分辨率磁共振。

(3) 检查患者颈部自然转动幅度，防止摆体位时颈部过度扭转，造成颈椎损伤。

3. 围术期用药

(1) 平时服 "双抗"：停服氯吡格雷，只服阿司匹林 100mg，每日 1 次，1 周后手术。

(2) 平时服单抗：继续服阿司匹林 100mg，每日 1 次，直到手术日。

(3) 平时不用抗血小板药物：阿司匹林 300mg，每日 1 次，3～5d 后手术。

(4) 术后 24h 口服阿司匹林 300mg，每日 1 次，一周后减量为 100mg，长期服用。

4. 术前 1～2d 与手术人员沟通

(1) 麻醉科医师：确保术中血压为基础血压水平（尤其要注意麻醉诱导过程中血压不能低），阻断之前血压升高 20mmHg，阻断后恢复基础血压水平。

(2) 器械护士：手术器械名称要熟悉，术中所需物品要在开台前准备好。肝素钠注射液（12 500U/ 支）1 支溶于 500ml 生理盐水、有创压测量管路连接好排气备用、9 号腰穿针 3 枚（2 个连接 20ml 注射器，另 1 个连接穿刺测压管路）、5ml 注射器 2 个（弃掉针头，分别连接 1ml 注射器针头，1 个用于切开血管壁前穿刺抽吸颈动脉，另 1 个充满肝素盐水用于缝合结束时加压注射于血管腔内检查漏口）、20ml 注射器 2 个（分别连接 9 号腰穿针冲洗用，1 个充满肝素盐水冲洗血管腔内，另 1 个充满生理盐水冲洗术野）、1ml 注射器 3 个（2 个仅用于提供针头，另 1 个用于颈动脉窦利多卡因阻滞）、7-0 不可吸收血管缝合线 1 根 (缝合血管壁)、4-0 可吸收缝线 1 根(皮内缝合)、2% 利多卡因注射液 1 支（颈动脉窦阻滞）。DeBakey 血管阻断钳尾部手柄上以 4 号丝线缠绕，术中可以小弯钳固定丝线于手术单上避免阻断钳晃动。动脉瘤临时阻断夹及持器用于阻断甲状腺上动脉。

5. 其他

术日早晨以少量水口服当日阿司匹林。

二、手术步骤

1. 切皮前

(1) 麻醉：与麻醉科医师核对患者血压，再次强调维持术中血压于术前基础血压水平，阻断之前升高 20mmHg。

(2) 器械护士：本章相关介绍物品是否准备充分。

(3) 体位：仰卧位，头下垫头圈，术侧肩胛骨下垫薄枕，使术侧肩抬高 15°～20°，手术床头高脚低 15°，头转向健侧 45°，手术床头部后仰 20°。这样可使颈动脉位置变表浅，利于操作。

(4) 标记切口：首先标出乳突、下颌角、胸骨上窝 3 处骨性标识，触摸胸锁乳突肌前缘并向前内侧平行移动 1.0～1.5cm，以斑块为切口中心，标记切口长度约 10cm。

2. 手术过程

(1) 切口：切开皮肤，皮下脂肪，在切口中下部 2/3 切开颈阔肌（上 1/3 无颈阔肌覆盖），出血可用双极电凝止血。

(2) 显露胸锁乳突肌前缘间隙：以小弯钳撑开胸锁乳突肌前缘筋膜，确认无重要结构，锐性剪开。逐步深入，每一层次均剪开至切口两端，防止术野形成锥形。如果遇到胸锁乳突肌肌肉纤维，说明解剖层面过于偏外，应向内侧移动。术野中遇到面总静脉给予结扎切断。切口内如有颈横、耳大神经，尽量充分游离，一般不需要切断。

(3) 显露 H 颈动脉鞘：充分游离胸锁乳突肌前缘后，乳突牵开器手柄向胸骨方向，内侧叶片指向下颌角，外侧叶片牵开胸锁乳突肌，以大致垂直切口方向撑开切口，继续锐性分离筋膜结构（即经典颈动脉鞘），切口上方可见二腹肌后腹，舌下神经干一般位于二腹肌后腹下方，舌下神经降支于经典颈动脉鞘表面纵向下行，注意分辨并保护。有时舌下神经干位于二腹肌后腹深面，可牵开抬起二腹肌后腹，即可发现舌下神经干。冲洗术野，轻轻触摸颈动脉搏动，再次确认颈动脉位置。此时颈动脉仅被 H 颈动脉鞘包裹。注意不要反复大力触摸颈动脉，以免斑块脱落！如果需要，可以使用第 2 把乳突牵开器手柄朝向术者，沿颈动脉血管方向牵开软组织（如皮下组织或者二腹肌后腹），这可以使得血管显露更长。

(4) 打开 H 颈动脉鞘：左手持 DeBakey 无创血管镊、右手持精细剪刀，于颈总动脉锐性剪开 H 颈动脉鞘，如出血，可用低功率双极电凝止血，剪开长度应尽可能长。将 H 颈动脉鞘外侧提起，使用"拽地毯"方法向外侧牵引固定，并适度游离颈动脉后壁，探查迷走神经干。迷走神经干一般位于 H 颈动脉鞘后外侧，为一白色条索状结构，注意保护。拟阻断位置的动脉后壁应充分游离，直角钳带过 10 号湿润丝线（或硅酮吊带）悬吊血管。

(5) 阻断动脉之前准备

① 专用器械：手柄系 4 号丝线 DeBakey 无创阻断钳 4 把、DeBakey 无创血管镊 2 把、显微剥离子、尖刀片、超硬小剪刀、回头剪、标本钳（髓核钳）、显微针持、圈镊、取瘤钳、动脉瘤临时阻断夹 1～2 枚、动脉瘤夹持器。

② 7-0 血管缝合线。

③ 有创压测量管路连接 9 号腰椎穿刺针，管路中注水、排气备用。

④ 配肝素盐水（肝素钠 1.25 万 U+0.9% 氯化钠注射液 500ml）。

⑤ 5ml 注射器 2 支，各接 1ml 注射器针头。

⑥ 1ml 注射器抽 2% 利多卡因 0.2ml。

⑦ 20ml 注射器 2 支，弃掉针头，各接 9 号腰椎穿刺针，1 支抽肝素盐水，注射器体部绑皮筋加以标示，另 1 支注射器抽生理盐水。

⑧ 显微镜包无菌套。

⑨ 告知麻醉科医师基础血压基础上升高 20mmHg。

(6) 阻断动脉：上手术显微镜，血压达标后，以 2% 利多卡因 0.2ml 于颈动脉窦处行血管外膜下浸润麻醉。动脉瘤临时阻断夹夹闭甲状腺上动脉，阻断钳阻断颈外动脉，适当远离分叉部，阻断后手柄预留丝线以血管钳固定于附近手术巾上，防止阻断钳移位。再阻断颈总动脉，同样固定手柄丝线，通知巡回护士开始计时，每 5min 通知一次术者。取有创测压管路，于颈总或颈内动脉拟切开位置穿刺入管腔内，测残端压，理论数值应大于 25mmHg。移去有创压管路，阻断颈内动脉远端。阻断钳尽量超出斑块上界上方 1cm（阻断位置越高越好）。

(7) 判断阻断效果：于颈总或颈内动脉拟切开位置以备好的 5ml 空注射器（接 1ml 注射器针头）穿刺抽吸，如血管壁塌陷后再度充盈，说明阻断不完全，可能有遗漏血管，最常见为咽升动脉，于颈外动脉后壁起始附近探查是否遗漏咽升动脉，如有分离阻断之；如无，可能阻断钳没有扣紧，调整阻断钳重新阻断；如管腔不再充盈，说明阻断良好，准备切开血管。

(8) 动脉切口：从术者的角度观察，动脉切口以位于颈总动脉中间位置，颈内动脉中间偏外侧为宜。颈内动脉起始部靠内侧的管壁为薄厚移行部，如果于此处切开，易造成两侧管壁厚薄不均，不利缝合。血管切开长度略超斑块两端。

(9) 切开血管剥离斑块：以尖刀于预设切口线切开动脉壁及斑块，见到管腔。注意深度不要过深，以免损伤血管后壁。如果尖刀不易切开全长，则改用精细剪刀将血管壁连同斑块一起剪开，注意切缘应整齐，以利缝合。如斑块钙化，可用回头剪剪开。如此时管腔内持续渗血，可用无创镊子夹闭检查各血管，调整阻断钳，重新阻断。剪开足够长度后，以左手无创镊子夹持内侧血管壁，显微剥离子于内膜与斑块间隙插入，剥离子沿血管纵轴方向分离，一般重复 3 次即可达到斑块后壁；再加持外侧血管壁，同法分离斑块。之后以标本钳夹持斑块最硬最厚处提起斑块，继续以剥离子剥离斑块，颈内动脉的斑块有可能自动从远端内膜移行部分剥离脱落，如果不能自行脱落则以剪刀整齐剪除。颈总动脉内斑块往往不能彻底剥除，可于血管切口顶端处剪断，移去大块斑块。助手以 DeBakey 无创血管镊夹持内侧血管壁，协助术者保持血管壁的张力，便于剥离斑块及缝合。大量肝素盐水冲洗管腔，镜下观察，管腔内是否有漂浮残余斑块，残余部分以圈镊逐一去除。如遇斑块与血管壁粘连紧密，不必强行剥离。确认管腔内无碎屑及漂浮物后准备缝合。

(10) 缝合血管：取 7-0 血管缝合线（如是双头针从中间剪断，用一半长度大约 30cm 即可），第

1 针位于切口之外 2~3mm，打 4 个结，然后连续缝合血管壁，针距 1.5mm，缘距 1mm，可缝 1~2 针术者拉紧一次线，助手无须提线，只需以 DeBakey 无创血管镊提好内侧血管壁保持张力，协助术者缝合即可。最后 1 针同样需要超越切口 2~3mm，打 4 个结。如缝合过程中意外断线，于此位置使用新的血管缝合线重新打 4 个结后继续连续缝合，并将原断线线尾与第 2 根线的起始部打结固定。缝合过程中，持续肝素盐水冲洗血管腔。如血管后壁剥破，翻转血管缝合，线结不能留于血管腔内！

(11) 松阻断钳：缝合结束后，以带 1ml 针头的 5ml 注射器，抽肝素盐水，自切口缝隙刺入，适度加压注水，观察管腔充盈情况并排气，如有明显漏水部位，以 8 字缝合加针封闭。告知麻醉科医师将血压降至基础血压水平。首先撤除甲状腺上动脉临时阻断夹，观察切口漏血情况，必要时 8 字缝合加针，再松颈外动脉阻断钳，松颈总动脉阻断钳，必要时 8 字缝合加针，颈总动脉阻断钳松开后，恢复颈外动脉血流，将管腔内可能残余的碎屑、气体冲至颈外动脉，时间 10s 以上。最后松开颈内动脉阻断钳，停止计时，观察血管切口漏血情况，必要时 8 字缝合加针，氯化钠注射液冲洗术野，外膜出血一般可用棉条＋吸收性明胶海绵压迫止血，切口附近切勿电凝止血，防止切口缝合线熔断，导致切口完全敞开，大出血。

(12) 缝合切口：显微镜下仔细止血，动脉切口铺薄层海绵，松开牵开器，再次镜下止血。告知麻醉科医师，手术大约 20min 结束，适当减、停麻醉药物。胸锁乳突肌前缘筋膜下（经典颈动脉鞘内）留手套卷边橡胶引流条，4 号丝线间断缝合胸锁乳突肌前缘筋膜、皮下组织（含颈阔肌）、4-0 可吸收线皮内缝合切口。敷贴包扎，无须加压。

(13) 确认患者情况：继续保持血压平稳，唤醒患者，观察患者的意识、瞳孔、肢体活动情况，如无异常，可以小剂量泵入右美托咪定，带气管插管转入 ICU。

三、术后处理

1. 术后要保留气管插管 8h，此过程可用右美托咪定静脉泵入镇静，达到患者能耐受气管插管，不烦躁，容易唤醒，可遵嘱动作程度即可，不可过度镇静。

2. 继续维持血压稳定于基础血压水平。

3. 扩容：低分子右旋糖酐 500ml 可于术后 24h 内输入 2 次，有扩容并抑制血小板聚集的作用。

4. 次日根据术前服用抗血小板药物情况开始口服阿司匹林 100mg 或 300mg。

5. 次日复查头颈部 CTA。

四、术后观察要点

1. 意识、瞳孔、肢体活动等神经功能改变。

2. 瞳孔直径和反应，如意识清楚，可能颈交感神经节受刺激导致 Horner 综合征。

3. 颞浅动脉搏动：搏动良好，说明颈总、颈外动脉通畅。

4. 舌肌活动。

5. 口角是否对称。

6. 观察切口情况：如渗血明显，切口肿胀，张力高，考虑动脉性血肿，需紧急处理。重返手术室，不拔管情况下，打开切口，纱布填塞，慢慢撤出纱布，寻找出血漏口，加针缝合。

7. 拔管后注意呼吸情况，是否存在咽喉水肿。

五、重要手术并发症

1. 缺血

(1) 术中阻断原因或栓子脱落，造成缺血。

(2) 血管缝合处急性血栓形成：马上 CTA，证实后重返手术室。

2. 过度灌注和出血

控制好血压，大部分经脱水药物 + 激素保守治疗可以恢复。

3. 舌下神经损伤

可能过度牵拉损伤，术中注意牵开器力量适度，满足手术需要即可；湿棉条保护，避免长时间暴露组织干燥。

4. 迷走神经损伤

可能是致命的损伤！一定要先找到迷走神经，找到神经才能保护使之不受损伤。

5. 心搏骤停

术前充分评估心脏功能，术中麻醉深度不能过浅，术中颈动脉窦局部阻滞，减少机械干扰。

六、术后随访

1. 每 3 个月复查颈动脉超声。术后 3 个月复查头颈部 CTA，如无异常每 1～2 年复查 1 次头颈部 CTA。

2. 如对侧也需要 CEA，最短 6 周后可手术。

附录 颈动脉内膜剥脱术
专业器械套装

Special Instruments of CEA

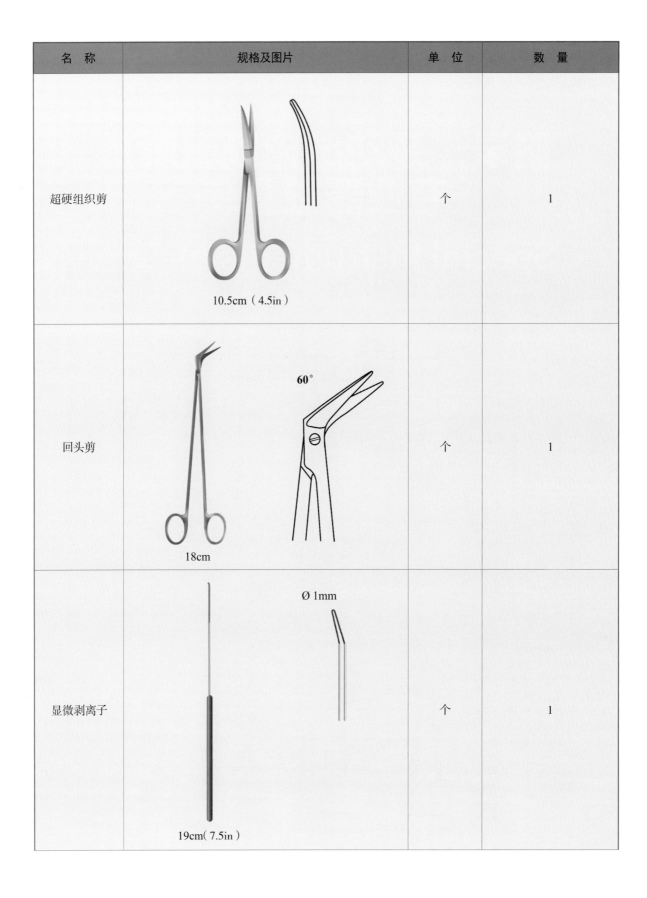

名　称	规格及图片	单　位	数　量
超硬组织剪	10.5cm（4.5in）	个	1
回头剪	60° 18cm	个	1
显微剥离子	Ø 1mm 19cm（7.5in）	个	1

（续表）

名　称	规格及图片	单　位	数　量
无损伤镊	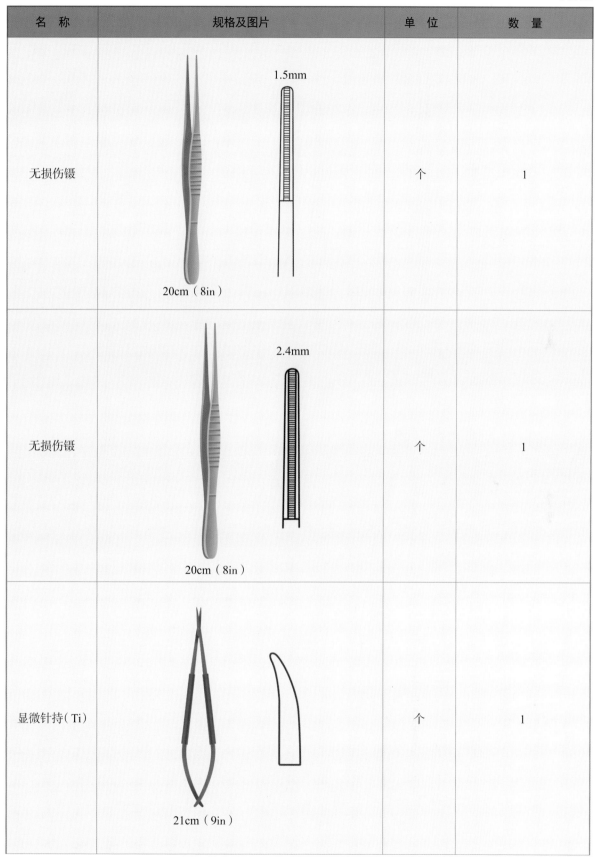1.5mm 20cm（8in）	个	1
无损伤镊	2.4mm 20cm（8in）	个	1
显微针持（Ti）	21cm（9in）	个	1

（续表）

名　称	规格及图片	单　位	数　量
圈镊（Ti）	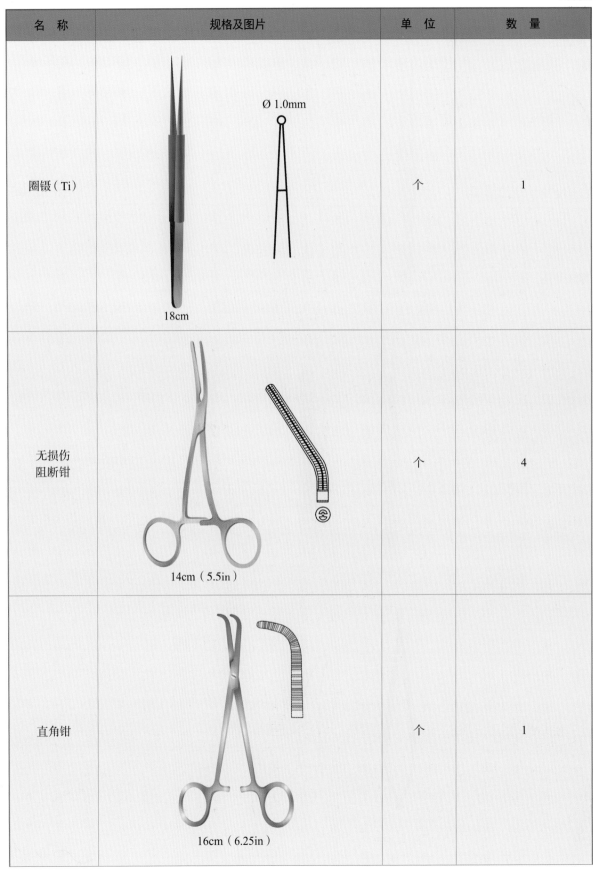Ø 1.0mm 18cm	个	1
无损伤 阻断钳	14cm（5.5in）	个	4
直角钳	16cm（6.25in）	个	1

（续表）

名　称	规格及图片	单　位	数　量
髓核钳	a=2mm b=5mm c=16cm（6.25in）	个	1
乳突牵开器	a=16mm 14.5cm（5.375in）	个	2
小弯钳	13cm（5.125in）	个	1
蚊氏钳	14cm（5.5in）		1

（续表）

名　称	规格及图片	单　位	数　量
动脉瘤夹持器	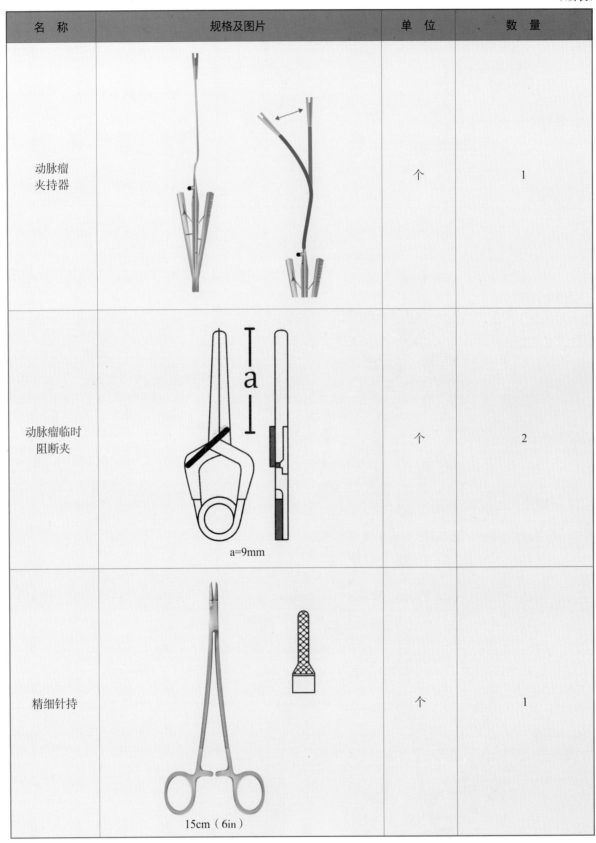	个	1
动脉瘤临时阻断夹	a=9mm	个	2
精细针持	15cm（6in）	个	1

*. 本套器械均产自德国，品牌为 MEDICON/ 麦迪康